JN106525

ハンディ版

精神科医 和田秀樹

# 不安に負けない気持ちの整理術

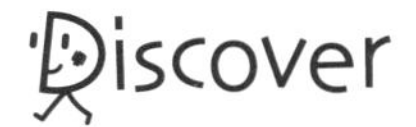

物事には2つの面があると考える

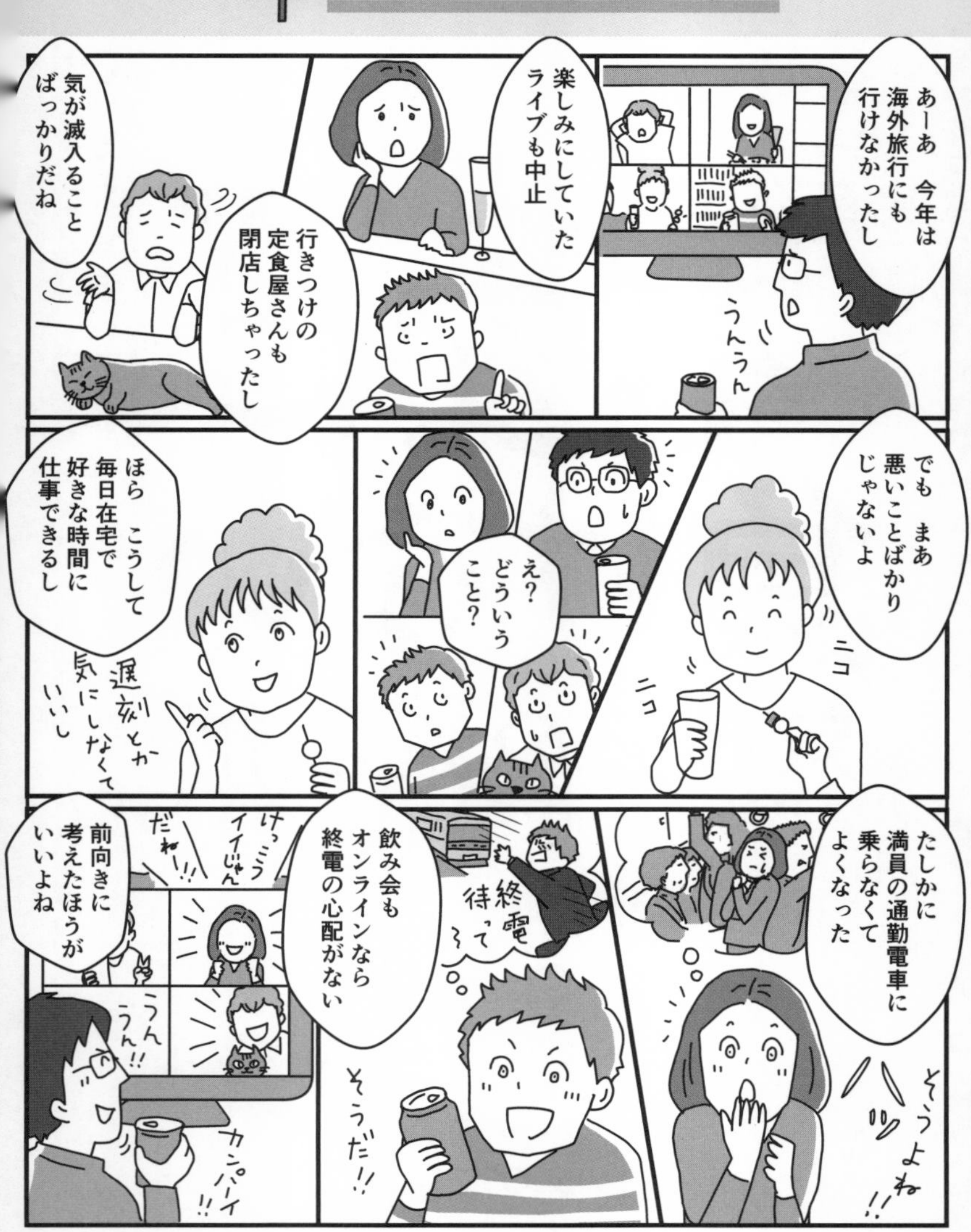

## 物事の「いい面」に目を向ければ生きやすくなります

「勇気がなくて決断力に乏しい」という性格は、裏を返せば「慎重に落ち着いて熟考できる」と評価することができます。

同様に「自分勝手」は「独立心がある」と、「軽薄」は「ノリがいい」と言い換えられるかもしれません。

要するに、物事には「いい面」もあれば「悪い面」もあります。

世情が不安定なときは、どうしても「悪い面」に引きずられて悲観的になりがちですが、こんなときだからこそ、物事には2つの面があるということを思い出してほしいのです。

強い不安を感じたときは、「この状況に何かプラスの側面はないのか」を考えてみましょう。この視点を意識するだけで、落ち着いて対処できるようになります。

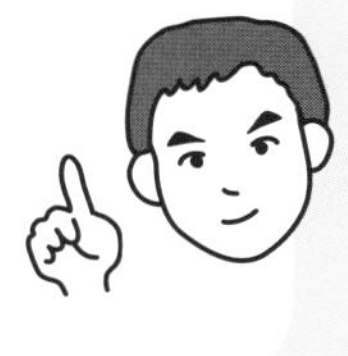

テレビを見すぎるとツラくなる

今回の豪雨でさらに周辺地域にも被害が拡大しています
やだ大変！
災害はいつ襲ってくるかわからない
怖いな
うちは平気かしら
トントン
老後に必要な貯蓄は2000万円といわれています
ええ?! そんなに必要なの!!
ジュー
あーあ、将来が不安だなあ…
テレビでも見るか…
ピッ
高齢者の運転による交通事故が増加しています
ニュース
高齢者の事故続く
また高齢者の事故！
だから早く免許を返納すべきなのに！
ああ〜もう〜!!
バンバン
何か　最近イヤなことばっかり
いったい世の中どうなっているんだろう
げっそり…
疲れた…

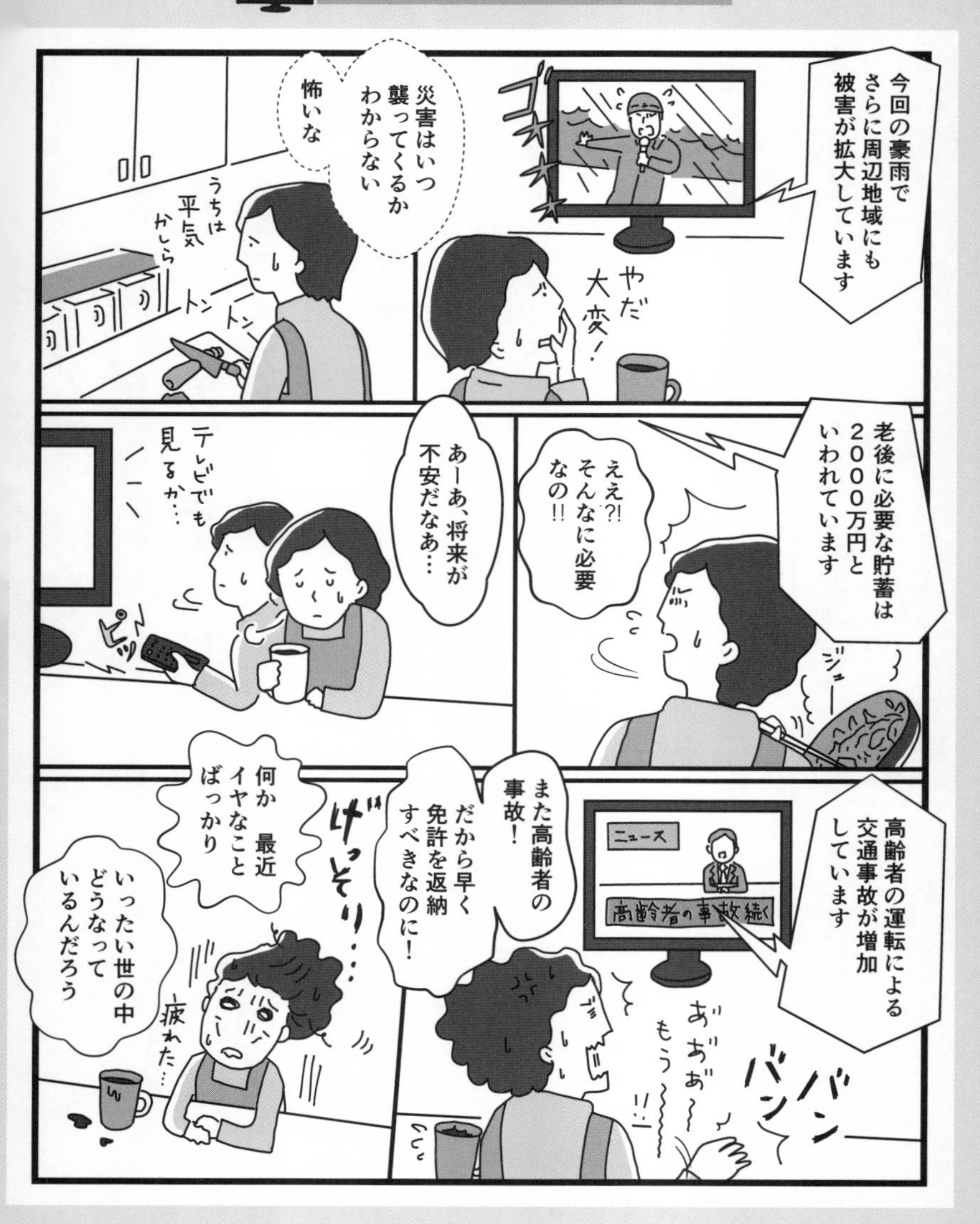

# テレビを見れば見るほど不安が高まる理由

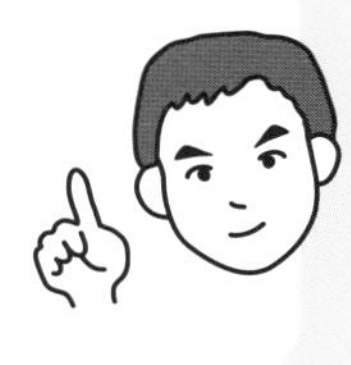

テレビニュースを見ていると、なんだかイヤな出来事ばかり目にする。そんな印象をお持ちではないでしょうか。

実は、その印象は錯覚などではありません。誰もが知っている当たり前の日常を報じても、誰の目も引かず、ニュースとしては成立しません。ですから、テレビはよりセンセーショナルでショッキングな情報を選択的に報じています。

テレビの作り手が悪意を持って視聴者の不安をあおっているわけではないでしょうが、視聴率の取れる情報を選ぶと、必然的に視聴者はイヤな出来事ばかり目にすることになってしまうのです。

その事実を知れば、テレビで起きているような不安な出来事は、現実に起きる可能性は低いと冷静に判断できるでしょう。

## なぜ確率が低いリスクを怖がる？

え〜！やだ！
通り魔事件!?
ピロリン
意外と
この近く
じゃない！
怖いし
早く帰ろう
やだ
やだ！
こちらは
○○市役所
です
ブッブ
○○市安全
ん？
近ごろ、空き巣の
被害が報告されて
います
お出かけの際には
戸締まりを
しっかりするなど
ご用心下さい
空き巣
被害!?
キャ
急がな
キャー
ウチも
危ないかも！
ドドド
バタン
ガチャッ
ゼーハー
ゼーハー
…
△×☆…
もう外に
出るの怖いな
外出の回数を
減らそうかしら
それとも
引っ越し
したほうが？

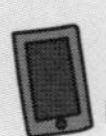

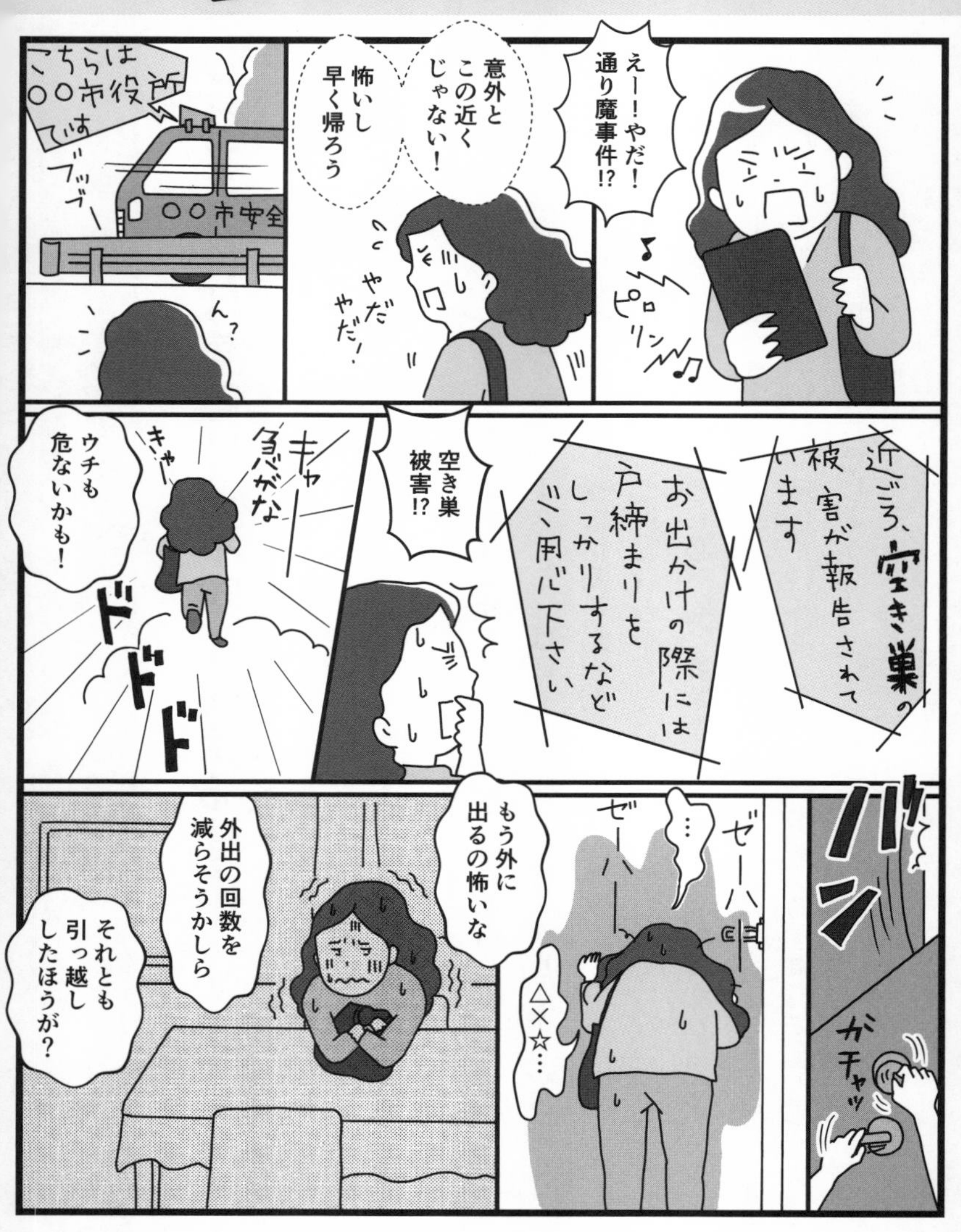

# 確率が低いリスクを恐れていませんか？

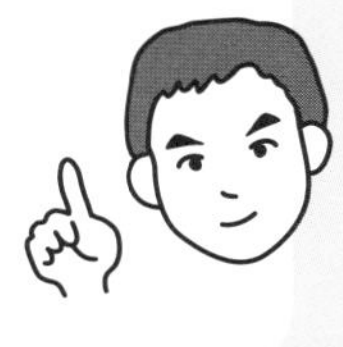

人を不安に陥れる要素にはいろいろなものがあり、不安のタネがつきることはありません。すべての不安が現実化するかもしれないと思うと、確かに外出することさえも怖く感じられてきます。

このマンガにあるように、通り魔事件も空き巣被害も、実際に被害にあっている人がいるのは事実。自分の身に降りかかると思うと大変な恐怖です。

しかし、不安に感じていることが実際に現実化する確率を考えていくと、リスクが高いものから低いものまでバラバラであることがわかります。

リスクが現実化する確率を知ることで、どのリスクに対応すればよいかが見えてきます。確率が低いリスクについては過剰に恐れず、確率の高いリスクに対応すればよいのです。

## 不安があってもできることはある

今月の売上は前年比マイナス40%となり…
ええっ
そんな
ザワ
ザワ
売上ガタ落ちじゃん
どこまで続くんだこの苦況は
コソ
コソ
いよいようちの会社もあぶないかもな
…。
あー俺どうなるんだろう
会社が倒産したら失業……？
失業
ローンも残っているし
40年ローン
この年で転職できるのか
資格不足
××株式会社 応募条件 TOEIC850点～
○○商事(株) 簿記のできる方!
ヒー
ああああ～どうしよう～
ん？
ガン
ガン
あなた何を落ち込んでるの？
聞いてくれよ～
今日会社でかくかくしかじかで…
なるようにしかならないじゃない
今やれることをやろうよ!!
ハッ
そう！そうか!!
とにかく得意の英語を磨いて備えよう！
ガバッ

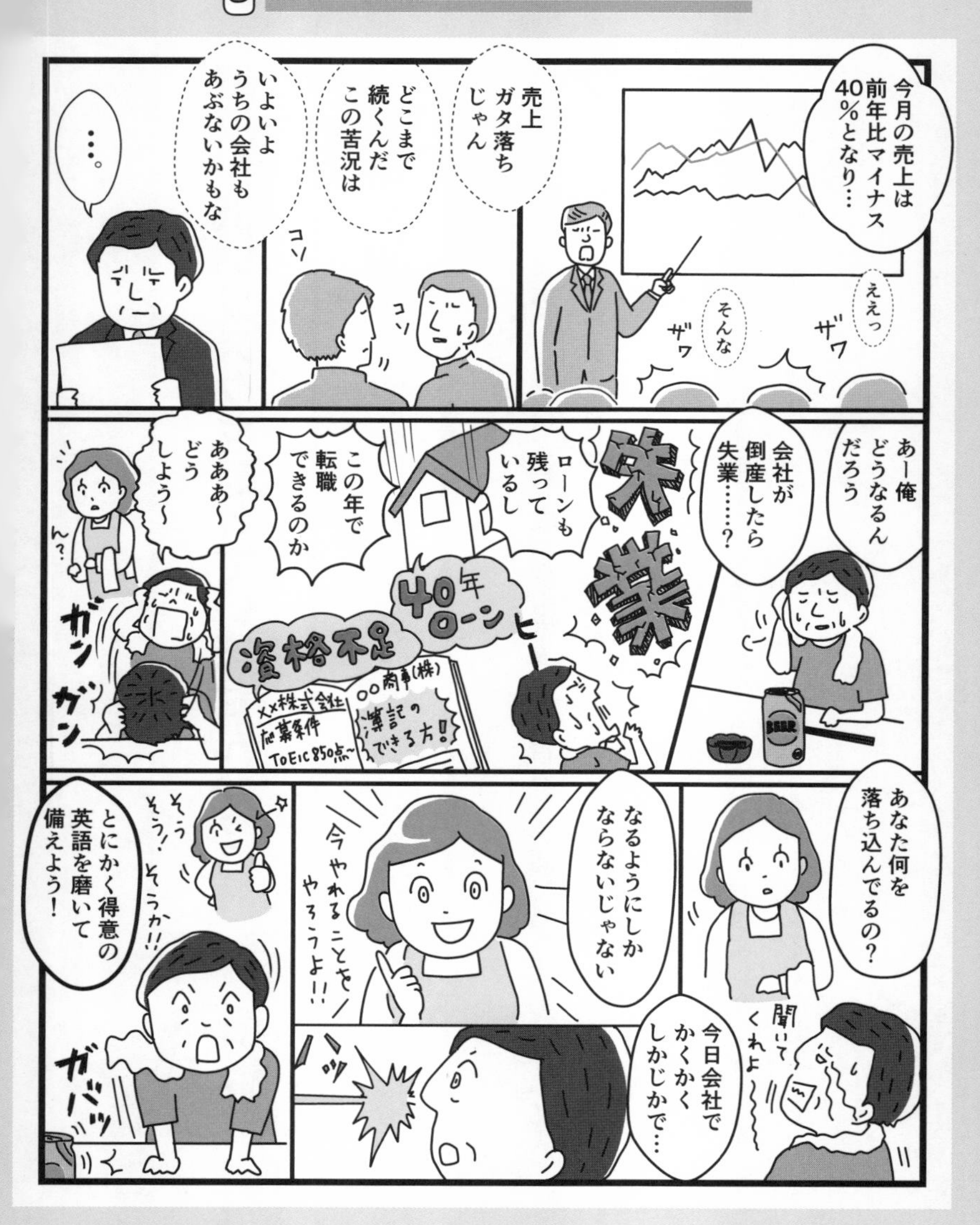

# 不安を抱えているだけでは状況は好転しません

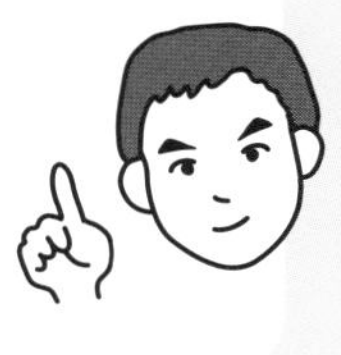

今、私たちが生きているのは変化の激しい時代であり、先行きもまったく不透明。その影響もあり、このマンガに登場する会社員のように、自分の将来を悲観して不安におびえる人が少なくありません。

しかし、生きている限り、どのみち不安のタネがゼロになることはありません。また不安におびえて落ちこんでいるだけでは状況はひとつも進展しません。だったら不安を取り除こうとするのはやめて、不安を抱えたままでもできることを探し、実践していったほうがいいに決まっています。

ひとつでも行動すれば希望が生まれます。

行動したことが実を結び、将来の自分を助けてくれる可能性もあります。何か行動を起こして損になることはないのです。

# はじめに〜不安に引きずられないために〜

不安という感情は、なかなかやっかいです。

振り込め詐欺の被害にあってしまうのも、ブラック企業で理不尽な働き方に苦しみ続けてしまうことにも、不安という感情が関係しています。

他の感情に比べても、不安感情が人生にもたらすダメージは大きいと言えるでしょう。

2020年は新型コロナウイルスの感染拡大により、大きな社会の混乱が生じました。

7月から8月にかけて行われた調査によると、新型コロナウイルスの感染拡大を不安に感じている日本人の割合は69％。

感染がはるかに拡大し、死者数も多いイタリア（50％）やアメリカ（51％）などよりも、**日本人のほうがコロナ不安が強い傾向にある**ことがわかります（マッキャン・ワールドグループ・グローバルアンケート第6回調査より）。

コロナへの不安から外出を控えすぎた結果、うつ病を発症し、さらに自殺にまで至っているのです。２０２０年10月だけで去年より自殺は６００人以上も増えました。また、ロコモティブシンドローム（寝たきり・要介護につながる運動器の病気。高齢者のリスクが問題となっている）となってしまう人も増えはじめています。

コロナ不安から、病院での受診を控える動きも顕著です。その結果、糖尿病などの持病が悪化したり、がんなどの進行が見逃されたりしてしまう危険性も指摘されているところです。私自身、精神科医として「コロナうつ」の増加に警鐘を鳴らしているのですが、患者さんがほとんど来院されないというジレンマに直面しています。

このように、コロナへの不安だけが強くなってしまった結果、その他のリスクが軽視され、弊害が現実のものとなりつつあるのです。

## ●森田療法に学ぶ不安への対処

まずは冷静になって「本当に不安に思うべきことは何か」を見極めることが肝心です。そして、適切な行動を見つけていく必要があります。

実は、こういった発想を精神療法の分野で提唱したのが、森田正馬（もりたまさたけ）（１８７４～１９３８）

という精神科医です。

森田が創設した森田療法では、不安をなくしたいと考えていると、不安は余計に増幅すると考えます。森田療法では、不安感情をコントロールするのではなく、不安感情に対する態度や行動に注目して、それを治すというアプローチを取ります。

そのために、本来の目標は何かを考えていきます。

たとえば、顔が赤くなることに悩んでいる人に対して、森田は「あなたはどうして顔が赤くなるのが嫌なの？」と尋ねます。

患者が「人に嫌われてしまうからです」と答えると、森田なら次のように言います。

「それなら、人に好かれることができれば、顔は赤いままでもいいわけだよね。世の中には顔が赤くても人に好かれている人はいるし、逆に顔が赤くなくても嫌われている人はたくさんいるよ。だから、顔が赤くなるのを治すのではなく、人に好かれる方法を考えよう」

つまり、本来の目標がわかれば、その目標を達成するための方法を見つけ出し、行動することができるわけです。

これはコロナ不安にも応用できる考え方です。

コロナに感染しないことを追求するあまり、心身の健康を損なっては本末転倒です。「健康に暮らすこと」が本来の目標だと考えれば、適度に外を歩いて運動不足解消と免疫力アップに努めたり、必要に応じて医療機関を受診するなど、健康的な生活をおくるための行動に目が向くでしょう。

体の健康と同時に、心の健康も大事です。実は、うつ病になると、およそ10人に1人の割合で自殺未遂を起こし、100人に1人の割合で自殺が起きることがわかっています。「コロナうつ」を防ぐためにも、定期的に日光を浴びる、オンラインツールを活用して人とのコミュニケーションを絶やさないようにするなど、行動的な生き方をすることは今こそ大事なのだと私は思います。

## 不安を抱えたままで行動してみよう

世の中には「不安をなくす」という書籍やセミナーがあふれています。しかし、残念ながら不安感情を完全になくすことは不可能です。

コロナ不安も、ワクチンが普及し、完全な終息宣言が出されるまでは、なくなることはないでしょう。

ただし、不安に引きずられない選択をすることはできます。「不安を受け入れ、不安とともに生きる」という考え方です。

森田は、不安を感じるのは「生の欲望」が強いからだと主張しました。要するに「健康で長生きしたい」という欲望があるからこそ、自分の健康状態に不安を感じるわけです。つまり、不安は健康で幸せに暮らすための行動のモチベーションにすることができるのです。

不安を抱えたままでも、やるべきことをやっていれば、結果的に不安が和らいでくるものです。

コロナ禍では、健康リスクよりも経済的なリスクのほうが高いとする論調が強くなっています。確かに、会社が倒産して失業したり、業績悪化でリストラされたりする可能性が高まっているのは事実でしょう。

ただ、失業の不安があったとしても、英語のスキルを磨く、副業を始めるなどの現実的な対策を取ることは可能です。

「どうすれば幸せに生きていけるか」を考えて行動していくことが大切です。場合によっては、今の会社にしがみつかずに逃げ出してもいいのです。

「案ずるより産むが易し」ということわざがあるように、実際に行動してみたら、意外になんとかなるというケースはよくあります。

不安な感情をなくすことを目標にするのではなく、今できることを見つけて行動的になることで、結果的に不安が軽くなっていくのです。

## ●時代の変化に対応する視点

今、時代は大きく変わりつつあります。

コロナ禍をきっかけに会社では在宅勤務の導入が進みましたが、今後この流れが加速し、いずれは在宅勤務が当たり前の時代が到来するかもしれません。

私は映画監督として映画作りにも携わっているのですが、映画の世界も大きく変わりました。今後、映画の分野ではさらに動画配信が主流となっていくのかもしれませんし、再び劇場で映画を観ようとする流れが復活するのかもしれません。

いずれにしても、人は時代の流れに合わせて、やるべきことをやっていくしかないのです。

本書は、森田療法の理論をベースに、不安に引きずられず、不安と上手に付き合うコツを図解とともにご提案します。

繰り返しますが、不安になることが悪いのではありません。不安に振り回されてしまうところに問題があります。大切なのは、不安に振り回されないことです。

本書が、あなたの不安感情を建設的なパワーに変えるきっかけになることを願っております。

和田秀樹

# 不安に負けない気持ちの整理術（ハンディ版）　目次

## 第2章 不安に引きずられない14の方法

# 第3章 平常心で生きる10の方法

## 付録　不安を力に変えるちょっとした習慣

# 第1章

# 不安と向き合うための10の基本

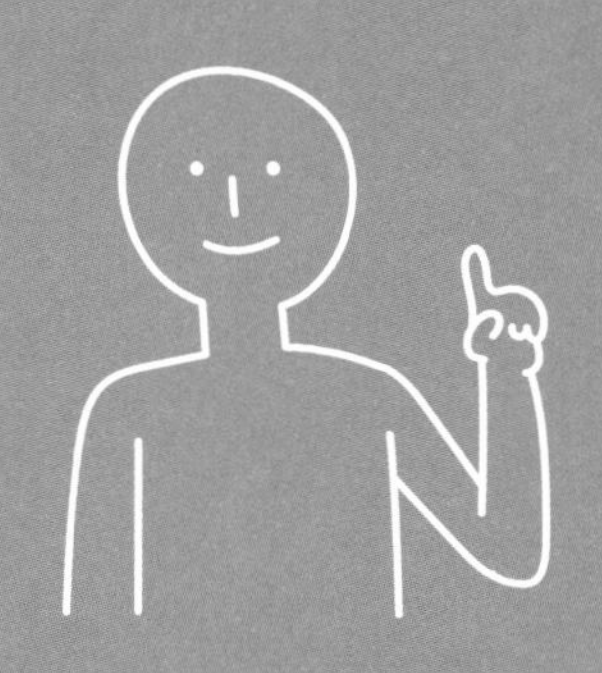

**POINT 5**

## 現状維持が目的になっていないか

多くの場合、現状維持は
問題の先送り。
多少のリスクを取って
行動できることに
目を向けて
みましょう。

➡42ページ

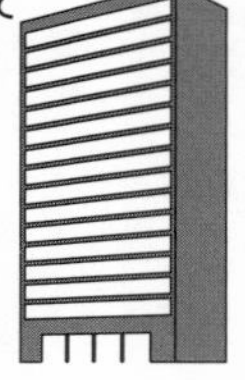

**POINT 6**

## 不安も含めて、自由を楽しむ

決断ひとつで自由を味わうことが
できます。
自由には不安とワクワクの
両方があるものです。

➡46ページ

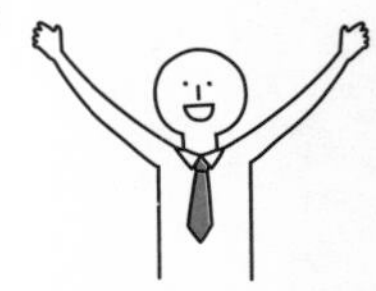

**POINT 7**

## 思い切って休んでみる

まじめな人ほど
仕事を「休めない」
と考えます。
自分自身を追いこまないように
しましょう。

➡50ページ

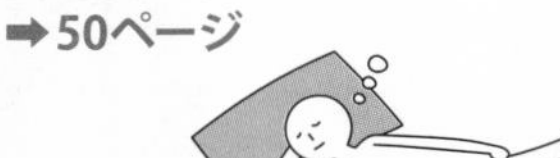

**POINT 8**

## みんなとの差別化を図る

「みんなと同じ」を
判断基準にすると
不幸になりやすいのです。
自分らしい幸せの
実現に目を
向けましょう。

➡54ページ

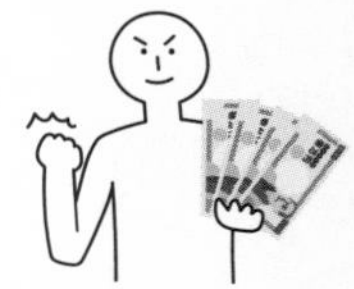

**POINT 9**

## 対策やテクニックを探してやってみる

すべての物事には
対策やテクニックが
あります。

➡58ページ

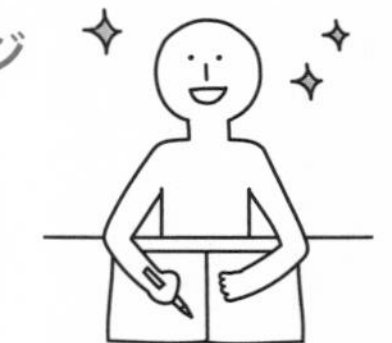

**POINT 10**

## 「最悪の事態は起こらない」と割り切る

最悪の事態に
びくびくしながら
暮らすのは不合理です。

➡62ページ

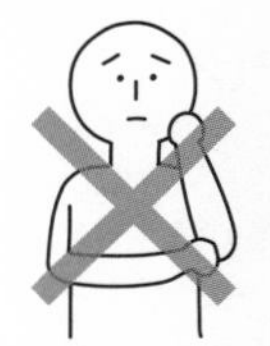

## 不安と上手に向き合うための

# 10のポイント

人が不安を感じるのは当たり前。
でも、不安と上手に向き合うことができれば、
行動への原動力になります。

### POINT 1
## 不安の裏にある「欲望」に気づく

不安を感じるのは「欲望」があるから。
その「欲望」を活かすような生き方を目指しましょう。

➡26ページ

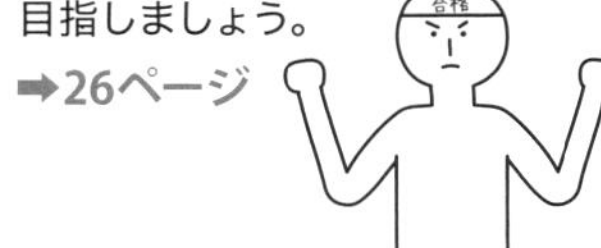


### POINT 2
## 行動できることを見つけよう

不安なことに注目せず「今できること」を見つけてやってみましょう。

➡30ページ

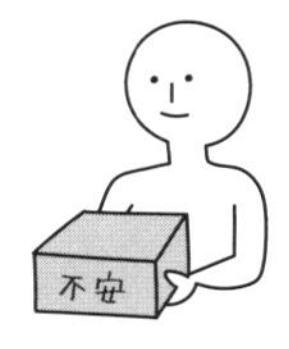


### POINT 3
## 目の前の問題だけに注目しない

不安に引きずられていると、目の前の問題に意識を奪われて大事なことが見えなくなりがちです。

➡34ページ

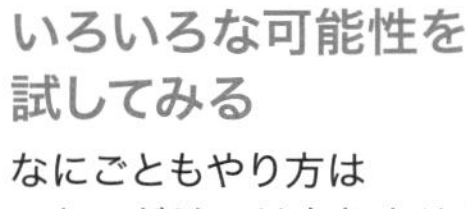

### POINT 4
## いろいろな可能性を試してみる

なにごともやり方はひとつだけではありません。
いろいろな選択肢を楽しみましょう。

➡38ページ

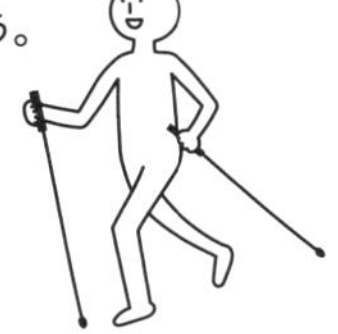

不安と
向き合うための
10の基本

1

# 不安は生きる力になる

★人が不安になるのは、「生の欲望」があるから。
★人間は不安だからこそ努力できる。
★不安を力に変える行動を考えてみる。

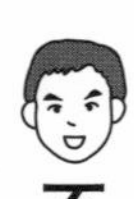

## 不安は仕事や勉強の動機づけになる

今、世の中のほとんどすべての人が何らかの不安を抱えています。将来への不安もあれば、対人関係の不安、健康不安もあるでしょう。

とはいえ、むやみに不安な気持ちを恐れる必要はありません。不安は、正しく向き合えば仕事や勉強の動機づけにもなります。不安もまたエネルギーになるのです。

私は、大学受験生から「落ちるのが不安で勉強が手につきません」「試験が迫ってくるにつれて、不安で寝つけなくなってきました」などと相談を受けることがあります。

そんなとき、決まって口にするのが次のフレーズです。

「不安になるのは当然です。落ちる不安がなければ、誰も勉強なんかしないですよ」

不合格になったらどうしようと不安になるのは、みんな同じ。でも、人間は不安だからこそ、それを振り払うために努力することができる生き物なのです。


私が知っている経営者のみなさんは、一様に「毎日不安だらけですよ」と語っています。彼らは自分が抱える不安を自覚した上で、それをエネルギーに変えて、日々大きな決断を下しているのです。

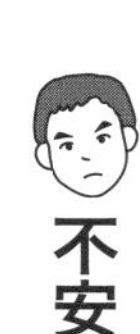

## 不安の裏側にある「生の欲望」を活かそう

森田療法（精神科医の森田正馬が創始）では、人が不安になるのは、「生の欲望」があるからだと考えます。たとえば、人に嫌われるのが不安な人は、人に好かれたいという生の欲望を持っています。逆に、人に好かれたいと思わない人は、対人関係に不安を抱く必要はありません。受験をしない人が、受験に不安を感じないのと同じです。
つまり、「試験に落ちるのが怖い」のは「合格したい」という欲望が強いからこそ。そうであるなら、生の欲望を活かすような生き方を目指すべきです。
森田は、欲望に素直になりなさいと言います。受験生でいえば「合格したい」という欲望に従って行動すればよいということ。欲望に素直になれば、仮に今、成績が伸び悩んでいても「自分に合った勉強法を探す」「参考書を変えてみる」といった具体的な行動を取ることができます。

**不安に思うときは、なぜ不安なのかを考えてみましょう。**「病気になるのが不安」な人は、「健康になりたい」という生の欲望を持っているはずです。その場合、健康になるために今できることを見つけて、それを実践すればよいのです。

**人間は不安だからこそ努力できるのです。**

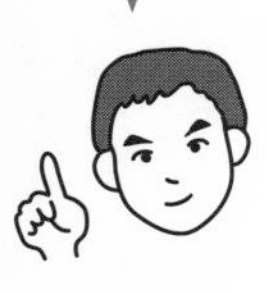

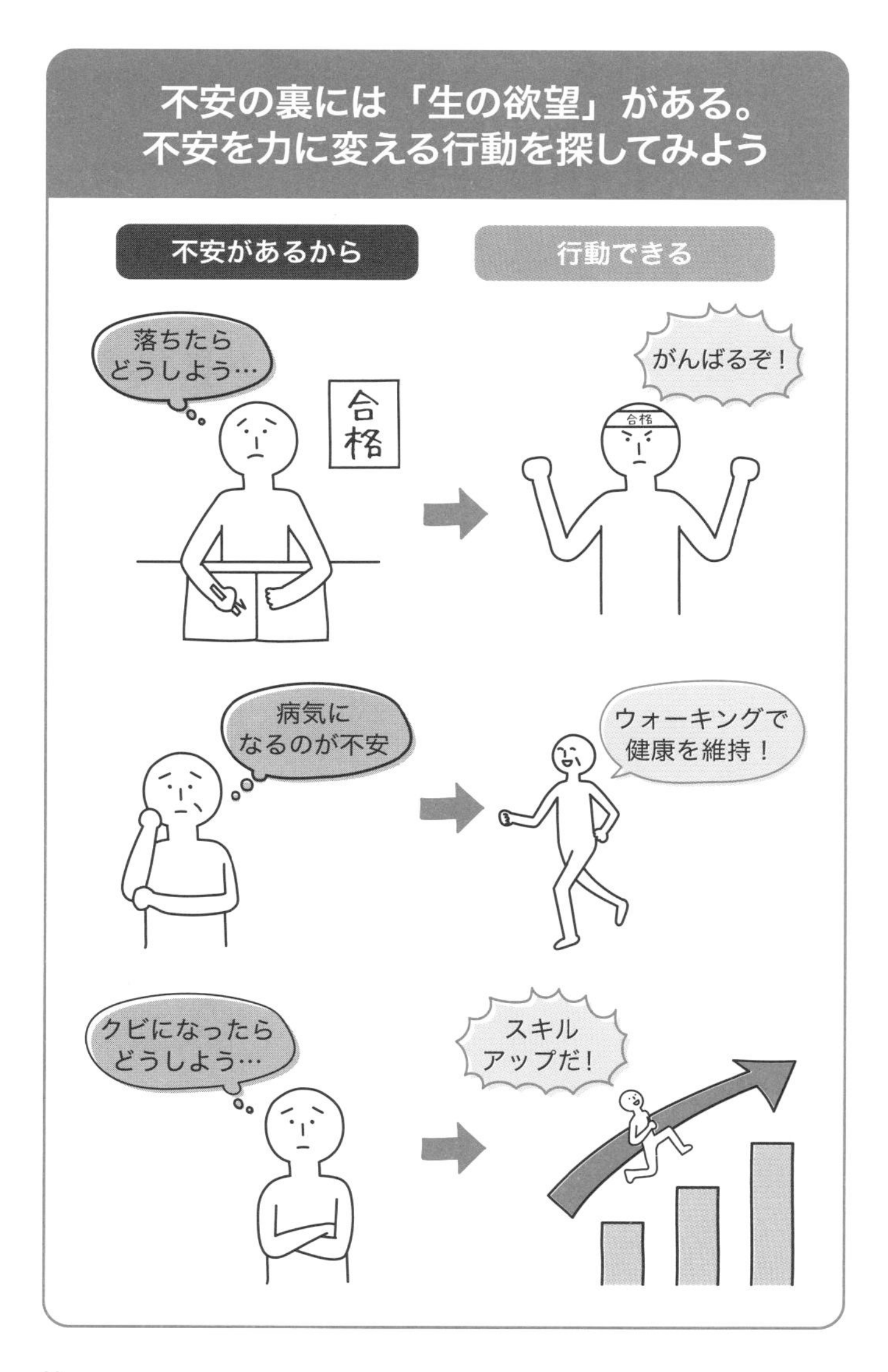
不安の裏には「生の欲望」がある。
不安を力に変える行動を探してみよう
不安があるから
行動できる
落ちたら
どうしよう…
合格
がんばるぞ！
合格
病気に
なるのが不安
ウォーキングで
健康を維持！
クビになったら
どうしよう…
スキル
アップだ！

不安と
向き合うための
10の基本

# 2

# 注目すればするほど不安はエスカレートする

★悲観的な未来を想像することを「予期不安」と呼ぶ。
★深く考えすぎると「予期不安」は膨らむ。
★無理なくできる小さな行動を見つけることが大切。

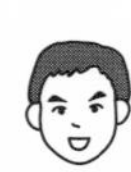

## 悲観的な考え方は不安を加速させる

これは、私が知るビジネスマンAさんの話です。

Aさんは、会社で重要なプロジェクトのリーダーを任されました。何度目かのプロジェクト会議の最中、彼は緊張のあまり、激しい動悸に襲われました。

気持ちが焦れば焦るほど、動悸はひどくなっていきます。全身に汗が噴き出し、息が詰まるように苦しくなり、めまいや吐き気も続きます。

しばらく時間がたち、落ち着いてみると、体は元通りになりましたが、それ以来、会議が近づくと動悸が起こり、不安がよぎるようになりました。

これは、精神科や心療内科でパニック障害や不安神経症（不安性障害）などの病名がつくレベル。しかし、そこまでいかなくても、日常的にあれこれ悲観的に考えてしまう人はいます。

「地下鉄に乗っていて大地震が起きて閉じ込められたら嫌だな」

「繁華街で通り魔事件に遭遇するかもしれない」

不安なことを探して、それに注目すればするほど、考えれば考えるほど、不安はどんどん膨らみます。

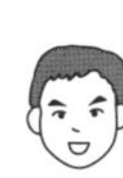

## 具体的にできることを探してみよう

「○○が起きたらどうしよう」

と、将来の出来事についてネガティブな見通しを立てて、その対処法を考える。そのこと自体は悪いことではありません。何の準備もないままトラブルに見舞われたら、その場ですぐ冷静に対応するのは難しいでしょう。

ただし、ネガティブな見通しも、度が過ぎた不安に発展すると困りものです。特に、精神医学の世界で問題となるのが「予期不安」といわれるものです。

「予期不安」とは、これから起こるかもしれないことを心配し、悲観的な未来を予期・想像してしまう状態のこと。まだ起こる前だから、あくまで想像の世界の出来事です。

でも、物事を悲観的に考える人の予期不安は、どんどん大きくなりがちです。あまりにも大きく膨れ上がった不安には、具体的な対処法を見つけることもできません。

これに対して、あまり不安を感じない人は、不安を現実的に捉えて、無理なくできることを見つけようとします。

試しにちょっとやってみて、その結果を見てからその後のことは考えようとするのです。案ずるより産むが易しです。大切なのは無理なくできる小さな一歩を見つけて、行動できるような自分になることなのです。

**深く考えすぎずに**
**行動することが大切です。**

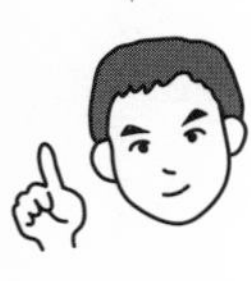

## 予期不安は大きくなりがち。考えすぎず「まず行動」を心がける

**不安レベル１**

ネガティブな
見通しを立てて
対処法を考えて
おくことは大切

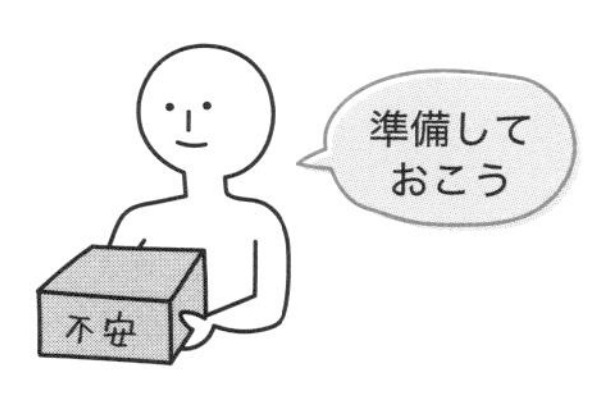

**不安レベル５**

悲観的に
考えすぎると
予期不安は
どんどん大きくなる

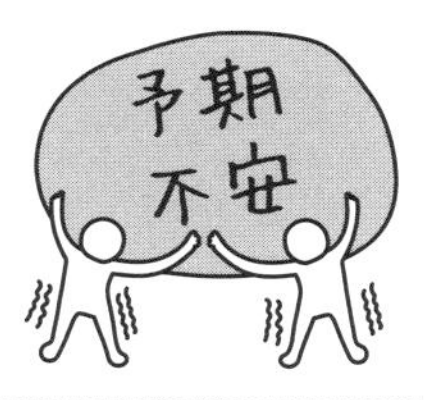

**不安レベル10**

大きくなりすぎた
不安に、具体的な
対処法を
見つけるのは
とても難しい

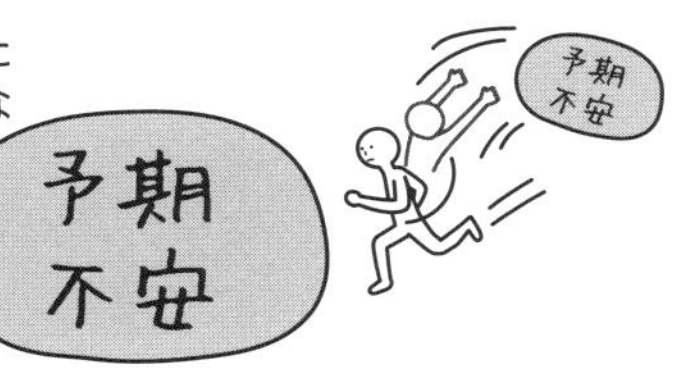

# 3

# 不安に感情を支配されるとまちがった判断をしてしまう

★不安な人は直面する問題を過大視する。
★目の前の不安に意識がいくと、大事な問題が見えなくなる。
★どんな人でも、不安のせいで判断をまちがう可能性がある。

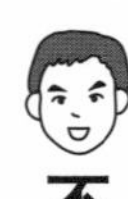

## 不安になると目先にとらわれる

不安に引きずられる人は、目の前にある問題を「一番大きな問題である」と捉えがちです。目先の問題に意識を奪われてしまうと、どうしてもまちがった判断につながります。

たとえば、2020年にはコロナ禍の混乱に乗じて「有効な薬の情報です」「給付金を支給します」などとかたった偽メールによる犯罪が多発しました。

Ｂさんも、そんな詐欺に巻き込まれた一人。Ｂさんは、飲食店を経営していましたが、緊急事態宣言が発出されて以降、売上が急速に減り、先行きを不安に思っていました。

そんな彼のもとに「総務省」という差出人から「2回目の特別定額給付金の特設サイトを開設しました」という文面のメールが届きました。リンクにアクセスして個人情報を入力すれば、簡単に申請の手続きができるというのです。

公的な発表もないまま総務省が給付金の情報をお知らせすることはないのですが、Ｂさんは焦って偽のサイトに情報を入力してしまいました。普段なら気づくことができたはずですが、不安につけこまれて、いつもならしないような判断をしてしまったのです。

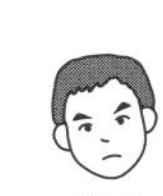

## 犯罪者は不安をたくみに利用している

振り込め詐欺は、不安感情をたくみに悪用した犯罪です。

「あなたの息子さんが会社のお金を使い込んだ。このままだと会社をクビになるだけでなく、前科者になる。でも、すぐに示談金を用意すれば許してもらえる」

これは、詐欺グループが用意する典型的なストーリーです。あとから考えればつじつまの合わないことだらけでも「3時までにお金を振り込めば当日の入出金の記録に残らない」など時間を区切られると不安感情が高まります。

さらに「内々で解決したいので、誰にも言わないように」などと言われるので、他人に相談できないまま、まちがった判断を下してしまいます。

だまされるのは一部の高齢者、などと言って済まされる話ではありません。現実に、一流大学を卒業して出世競争に勝ち抜いた人が、成果を出さなければ自分の立場が危うくなるという不安から、不正経理などに手を染めることがあります。

不正が明るみになるリスクを考えたら、およそ不合理な選択ですが、不安感情に支配された人は、判断をまちがえるのです。

**不安に目を奪われると、大事な問題が見えなくなります。**

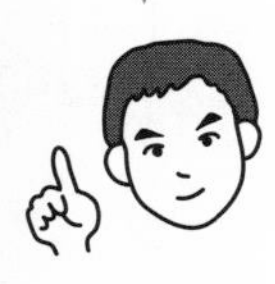

## 普段はしっかりしている人でも<br>不安に支配されると判断をまちがえる

**1** 直面している問題を過大視する

使い込み!?

**2** 他のことが目に入らなくなる

3時までに
振り込まないと…

**3** まちがった判断をしてしまう

ATM
お金を振り込めば
あの子は助かる

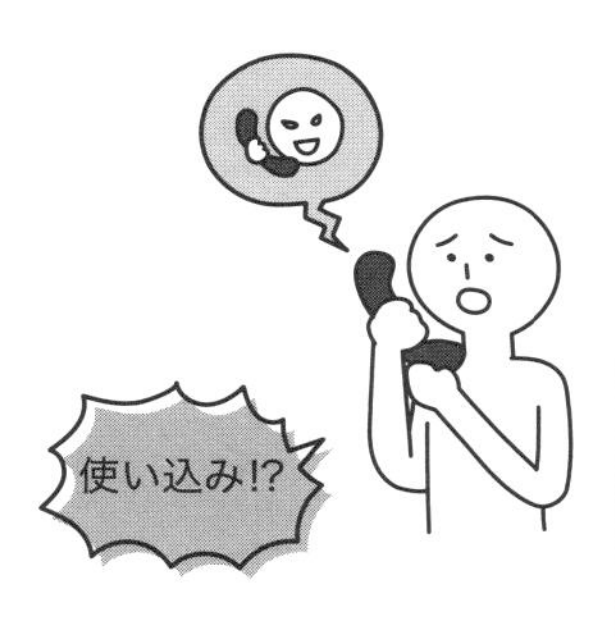

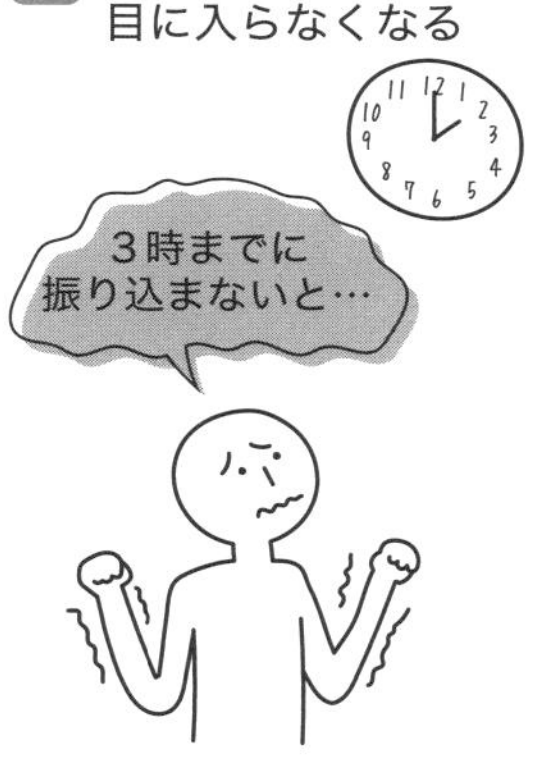

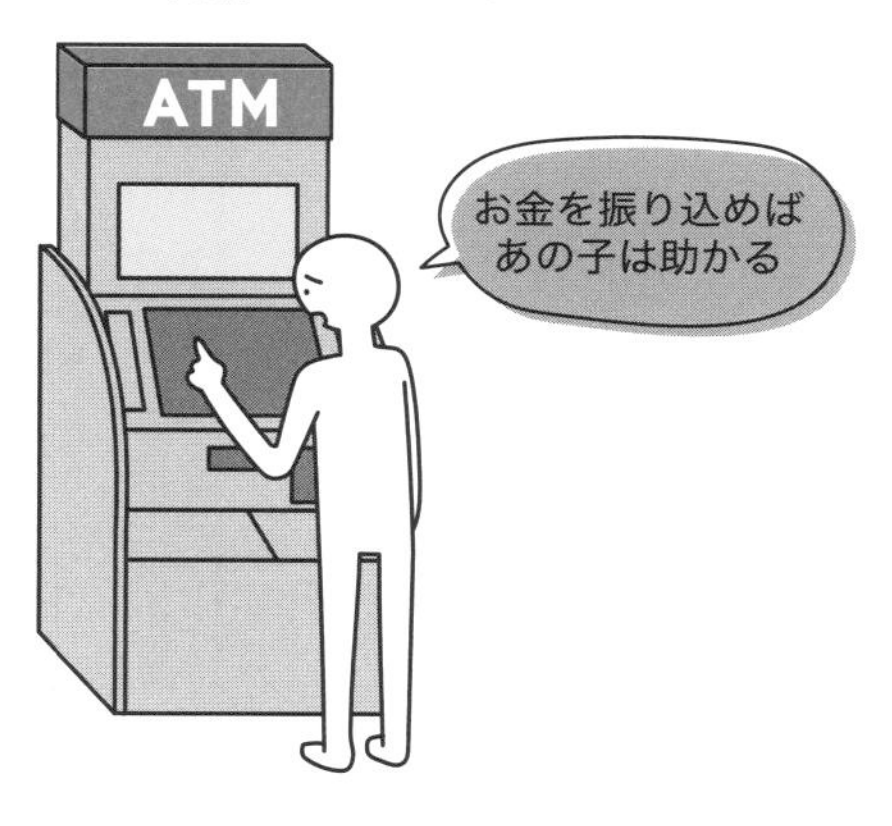

不安と
向き合うための
10の基本

4

# 「この道しかない」と思い込むからつらくなる

★幸せになるためには、さまざまな方法がある。
★他の選択肢に気づくことが大切。
★いろいろなルートを楽しむ余裕を持とう。

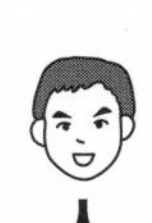

## 人生の選択肢はひとつとは限らない

たとえば、開成高校から東大を経て財務省の官僚になった人がいるとします。その人が仕事でミスをして出世コースから脱落し、将来を悲観するあまり自殺してしまった。そんなニュースを耳にしたとき、多くの人はこう言います。

「エリートは挫折を知らないから、一度挫折しただけで安易に自殺してしまうんだ」

けれども、私に言わせれば、その人は挫折を知らないから自殺をしたのではありません。他の選択肢に気づかなかったのです。

仮に開成高校に合格できなかったとしても、他の高校から東大を目指せばいい。そう考えれば、不合格でも落ち込まずにいられます。

東大に合格できなくても、他の大学から官僚に進む道はあります。財務省で出世できなくても、政治家になったり大学教授になったりするなど、選択肢はひとつに限りません。

「幸せになる」というのが最終ゴールとすれば、道はいくらでもあります。つまり「この道がダメでも他に道がある」と思える人は、不安への耐性が強い人といえます。逆にいえば、「この道しかない」と考えがちだと、不安に押しつぶされやすくなるのです。

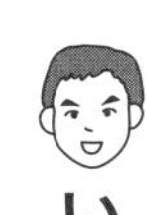

## いろいろな可能性を探してみよう

受験生にも「この問題を解けなければ次に進めない」とがんばる人がいます。一方で、目の前の問題が解けなくても、まったく気にしない人もいます。

「この問題が解けなくても、他の問題ができればいい」

そう考える人は、余計な不安を持たずに勉強に集中できます。結果的に、同じ勉強時間でも効率的な学習ができるのです。

解けない問題にこだわる受験生は、同じところに留まり続けます。一生懸命がんばっているつもりでも、非効率な勉強となります。最終的に合格するのは「解けなくても気にしない」受験生なのです。

つまり、不安につかまってしまうと目先の問題が大きくなり、本当のゴールが見えなくなります。ゴールに到着するための道は他にもあるのに、わざわざ一番難しいコースを選んでしまうのです。

大切なのは、いろいろなルートを楽しむ余裕です。

幸せになるには
さまざまな道があります。

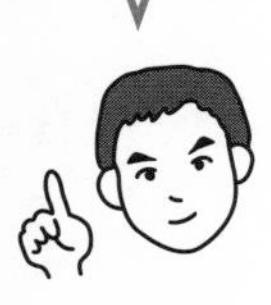

## ゴールへの道はひとつではない。<br>いろいろなルートを楽しもう

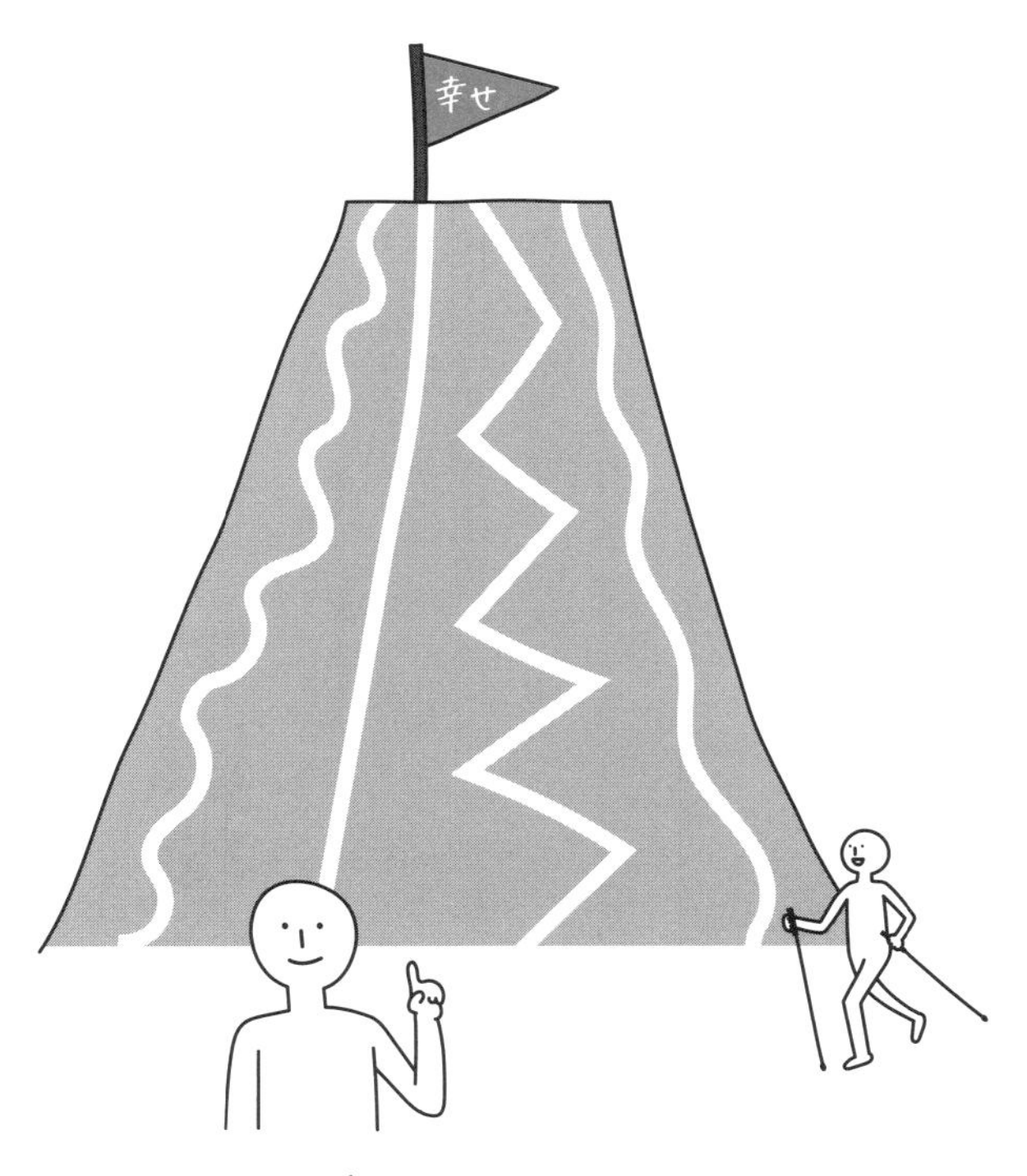


「この道がダメでも他の道を探せばOK」
という視点を持つことが大切

不安と
向き合うための
10の基本

5

# 現状維持が判断基準になっていないか？

★人間は損をしたくない心理が強い生き物。
★不安から逃げて現状維持を続けるのは不可能。
★不安から逃げずに、上昇志向を持つことも大切。

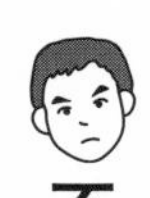

## 不自由でもがまんするのが安心できる生き方？

「転職回数が多いと、不利な条件で働くことになる」と不安に思う人がいます。
「だから、今の会社に不満はいっぱいあるけど、辞めずに居続けたほうがいい」と思い込んでいます。

たとえ不自由でもがまんする――。それが安心できる生き方というわけです。

でも、これでは「不安にならないこと」が判断基準になってしまい「もっと自分に合った仕事をしたい」などの前向きな目標はどこかに行ってしまいます。

そもそも人間は、リスクを取ろうとする心理よりも、損をしたくない心理のほうが強い生き物です。つまり、「何かをすれば得になる」より「何かをすれば損をする」のほうが動機づけとして強く働きます。

たとえば、給料を上げてやると言っても、みんながやる気になるとは限らない。一方で「給料が下がるぞ」と脅されると必死になる。日本で長年給料が上がらないのも、実はそのせいかもしれません。

世の中には、こうした損失回避志向のためにかえって損をする状況がしばしば起きます。自分の目的や目標を大切にすることが大事ではないでしょうか。

## 現状維持は問題を先送りするだけ

変化が不安だからといって、現状維持にこだわってはいけません。たとえば不当な労働条件を強いられているのなら、労働基準監督署に訴えればいいのです。

「内部告発をしたら社内で孤立する。自分が損をする」と思われがちですが、最近は内部告発をしやすい環境も整っています。

訴えるのが嫌なら転職など他の選択肢を探すべきなのです。

常にがまんすることを選ぶ人には、さらに理不尽な要求が押しつけられます。どうせがまんするだろうと思われているからです。結局、不安に振り回されている人が、ますますがまんを強いられることになるわけです。

不安から逃げて現状維持を続けるのは不可能です。現状を維持していると思っていても、実は少しずつマイナスが積み重なっていきます。

結局のところ、現状維持というのは問題の先送りです。いつかどこかで逃げるのをやめないと、いつまでも理不尽に損し続けるしかないのです。

**変化し行動できる人になることを目指しましょう。**

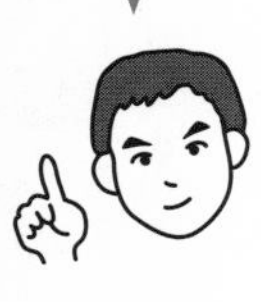

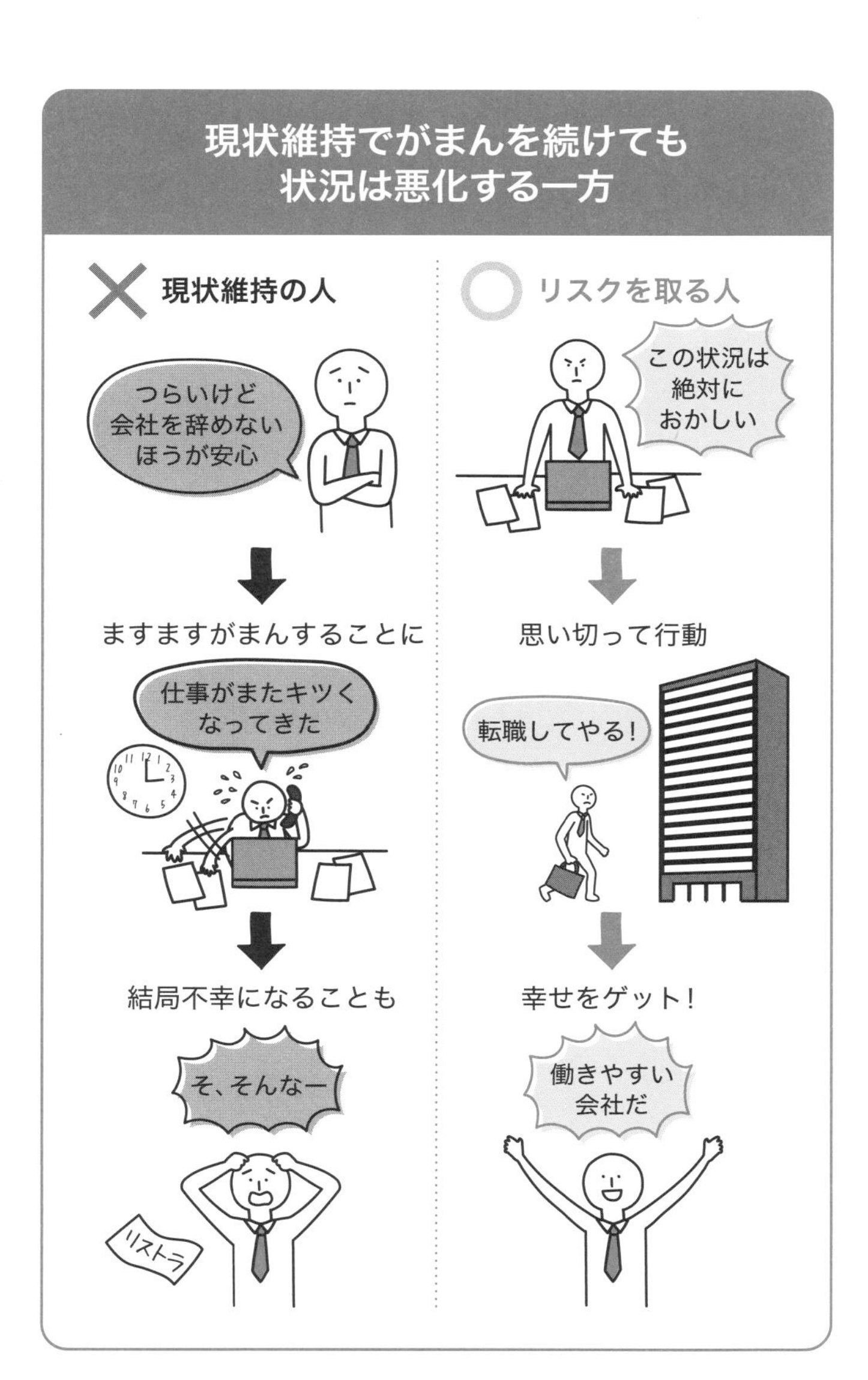
現状維持でがまんを続けても
状況は悪化する一方
現状維持の人
つらいけど
会社を辞めない
ほうが安心
ますますがまんすることに
仕事がまたキツく
なってきた
結局不幸になることも
そ、そんなー
リストラ
リスクを取る人
この状況は
絶対に
おかしい
思い切って行動
転職してやる！
幸せをゲット！
働きやすい
会社だ

不安と
向き合うための
10の基本

6

# 自由な生き方に不安は付きもの

★不安にとらわれ、がまんを重ねる必要はない。
★どんな人でも決断ひとつで自由な道を選ぶことができる。
★自由を楽しむことは、不安を楽しむこと。

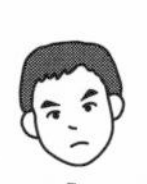

## 自由は不安だけどワクワクできる

現状維持から飛び出すかどうかは、本来自由です。でも、多くの人は自由よりもがまんすることを選んでいます。

もちろん、自由が不安だというのはよくわかります。自分自身で決めて、うまくいかなくなったら自分ですべて責任を取らなければならない。誰のせいにもできません。

ただ、不安の中には楽しさもあります。それは、初めて一人で行く海外旅行とよく似ています。言葉もよく通じず、誰も頼れない状況の中で、一つひとつ行動を決断する。不安でありながら、ワクワクするような体験です。

たとえば、今、がまんを強いられている職場を辞めて飛び出したとしましょう。それでも、きっと新しい仕事が見つかります。どんな仕事なのかわからないだけで、一生無職というのは考えにくいはずです。

さらに、会社員になることだけがすべてではありません。「起業」というほど大げさでなくても、役所に届けを出せば、すぐに個人事業主になれます。実店舗を抱えるのでもない限り、借金をせずともできる仕事はたくさんあります。

会社の仕事はそこそこにして、夜間や週末に副業をする方法もあります。副業で収入を得れば、「ここで生きるしかない」という不自由さから脱出できます。

いずれにせよ、決断ひとつで自由を味わうことはできるのです。

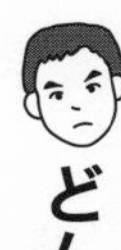

## どんな人も自由な道を選ぶことが可能

今の人間関係が失われても、新しい人間関係が始まります。その中でも、家族や友人など、変わらない人間関係もあります。いざとなれば、家族や行政に頼る方法もあります。がまんにがまんを重ね、心身を壊したら元も子もありません。

自由な気持ちを持ち続けましょう。どんな人でも自由な道を選ぶことができます。「こうなったらどうしよう」と不安にとらわれたり、「こうするしかない」と耐え続ける必要などないのです。

自由を楽しむことは、不安を楽しむこと。そう考えてみましょう。

「生きる世界はここだけではない」と思えるだけで、心の安定は保てます。「自分が生きる世界は他にもある」と思えば、ラクな気持ちでもっと満足できる生き方への可能性をひらくことができるのです。

**自由とは、不安を楽しむことなのです。**

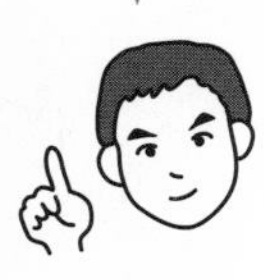

## 現状維持から飛び出すのは自由。「生きる世界はひとつではない」と知ろう

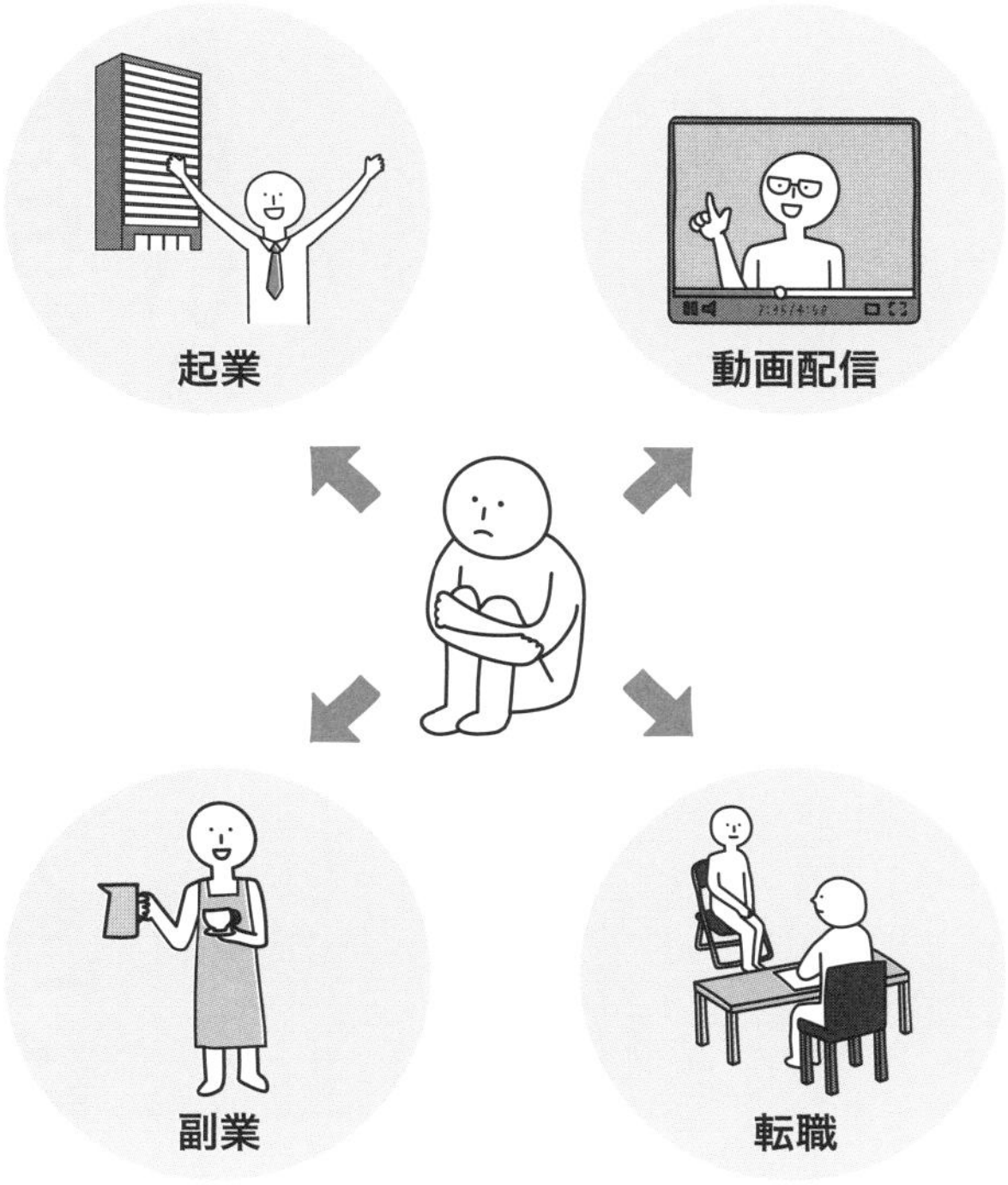

起業

動画配信

副業

転職

# 7

# 「休んだら迷惑がかかる」は単なる思い込み

★まじめな人ほど「休めない」と思い込みがち。
★社員の一人や二人が休んでも業務はストップしない。
★組織は一人の力で成り立っているわけではない。

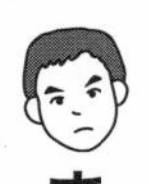

## まじめな人が陥る「休めない」のワナ

今の日本では多くの人が忙しい生活を送っています。目の前にやるべきことが山積みとなり、それを必死にこなしている人も多いことでしょう。

たとえば会社の中では、まじめな人ほど「休めない」と考えがちです。

毎日忙しく働いている人に「ちょっとは休んだらどうですか？」などと言うと「いや、僕が休んだら仕事がストップしてしまい、他の部署にも迷惑がかかります」と反論を受けます。まじめな人は、体がつらくても、精神的に追い込まれていても、無理して働きます。彼らは休暇を取ろうとか、部下や後輩に仕事を任せて自分の負担を軽くしようとは考えません。仮に考えたとしても「やっぱり自分でやらなければ」などと思い直すのです。

厳しいノルマの中で、仕事に追われていると「休めない」という思い込みが生まれます。「たまには休まないと心身ともにつぶれてしまう」という、**ごく常識的な判断ができなくなってしまう**のです。

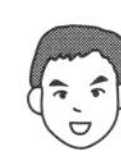

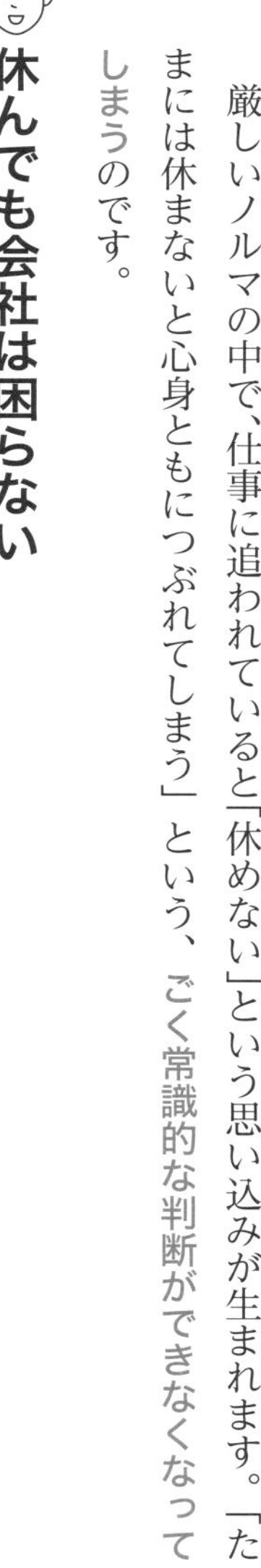

## 休んでも会社は困らない

でも、実際にはどんな組織でも社員の一人や二人が休んだところで業務がストップすることはありません。その証拠に、インフルエンザや忌引きなどで休暇を取る人が出ても、職場の仕事は当たり前のように回っています。今出勤しているメンバーでなんとかやりくりできるのです。

「休めない」「私ががんばらないと」という思い込みも、一種の不安に押しつぶされている状態です。無理を続けたら取り返しのつかないことになりかねないのに、自分の居場所がなくなる不安から抜け出せない。結果的に、本当に心や体を壊してしまう人が後を絶たないのです。

私自身、産業医として、無理を重ねているまじめな社員の方と実際に接する機会があります。そんなとき、次のようにアドバイスをしています。

「あなたが休んだとき、その穴を埋めるのは、あなたの責任ではなく、会社の責任です」

組織は、自分一人の力だけで成り立っているわけではないと気づいてほしいのです。

**疲れると常識的な判断ができなくなります。**

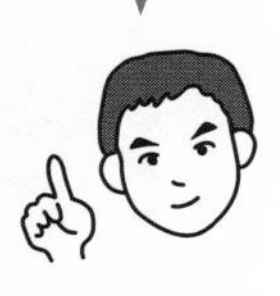

## まじめな人ほど無理をしがち。自分を追い込まないようにしよう

仕事に追われる

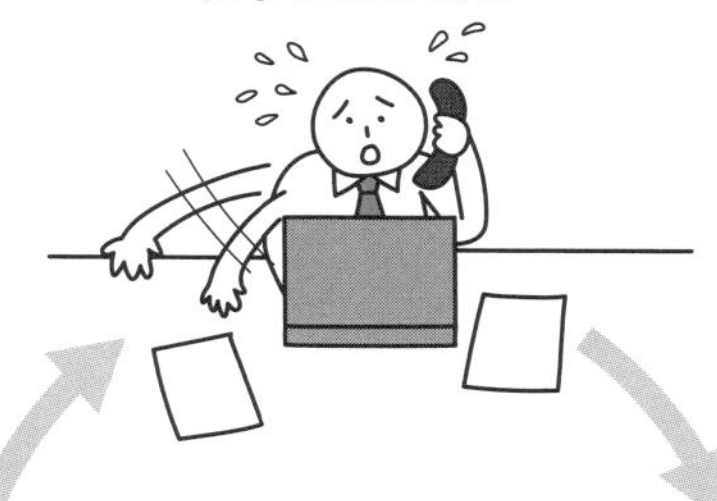

心や体を壊す

まじめな人が陥る
負のスパイラル

一人で仕事を
抱える

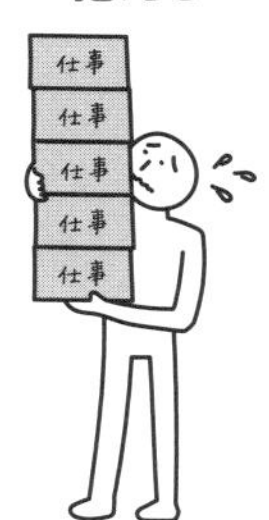


**休んでも会社の仕事はストップしない**

不安と
向き合うための
10の基本

# 8

# 「みんなと同じ」では不幸になる時代

★「何もしない」では幸せになれない。
★一億総中流時代には、夢や目標の実現に向けて前向きに行動する人がたくさんいた。
★格差社会では「みんなと同じ」＝「99人の貧困層」。

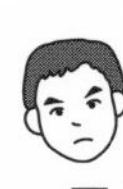

## 「みんなと同じ」で本当に安心？

自分自身の不安と向き合わずに、やみくもに不安から逃げようとする人がいます。逃げるときには2つの方法があります。ひとつは、何もしないという方法。そしてもうひとつが、みんなと同じ行動を取るという方法です。

一度会社のような組織に入ると、不当な待遇を受けたとしても、抜け出すことに不安を感じてしまいます。同じようにつらい思いをしている仲間のみんなと一緒のほうが安心だからです。

かつて日本が高度成長期だった頃は、会社で努力すれば出世ができました。思うように成果が出せなくてもクビになる心配はなく、定年までの生活は保証され、給料も年齢とともに確実に上がっていました。

当時は世の中全体に安心感がありました。特に意識しなくても「みんなと同じ」という感覚があったのです。

面白いことに、みんなが同じように幸せだった一億総中流の時代には、「みんなと同じままじゃ嫌だ」「自分はもっと幸せになる」と上昇志向を持つ人がたくさんいました。「同僚との出世競争に勝ちたい」「隣の家よりもいい暮らしをしたい」といった夢や目標の実現に向けて努力していたのです。

## 「みんなと同じ」＝「99人の貧困層」

経済が低迷してくると、「不幸でもみんなと同じなら満足だ」と思う人が増えてきます。

本来は、低迷しているからこそ夢や目標を持たなければならないと思うのですが……。

今後、日本の格差社会が進行すれば、1人の富裕層と99人の貧困層が世の中に誕生します。つまり、「みんなと同じ」イコール「99人の貧困層」ということになります。

みんなと同じで満足していたら、給料はどんどん下がり続けて、過酷な労働環境に置かれるのは確実です。貯金もできなくなりますから、将来の不安はかえって増大するだけです。

みんなと同じは、不幸な結果を招くと考えるべきです。

ちなみに、いじめの根本にも、仲間はずれにされることへの不安があります。いじめグループのメンバーの側も仲間はずれを恐れ、いじめられる側も逃げ場がないため、いじめが続いてしまうわけです。やはり、「みんなと同じ」は不幸になりやすいのです。

**みんなと同じを目指すと不幸になりやすいのです。**

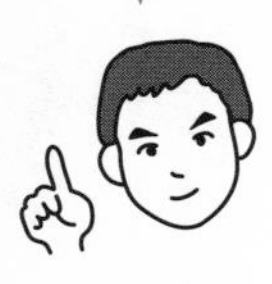

## 「みんなと同じ」では幸せになれない時代だと知っておこう

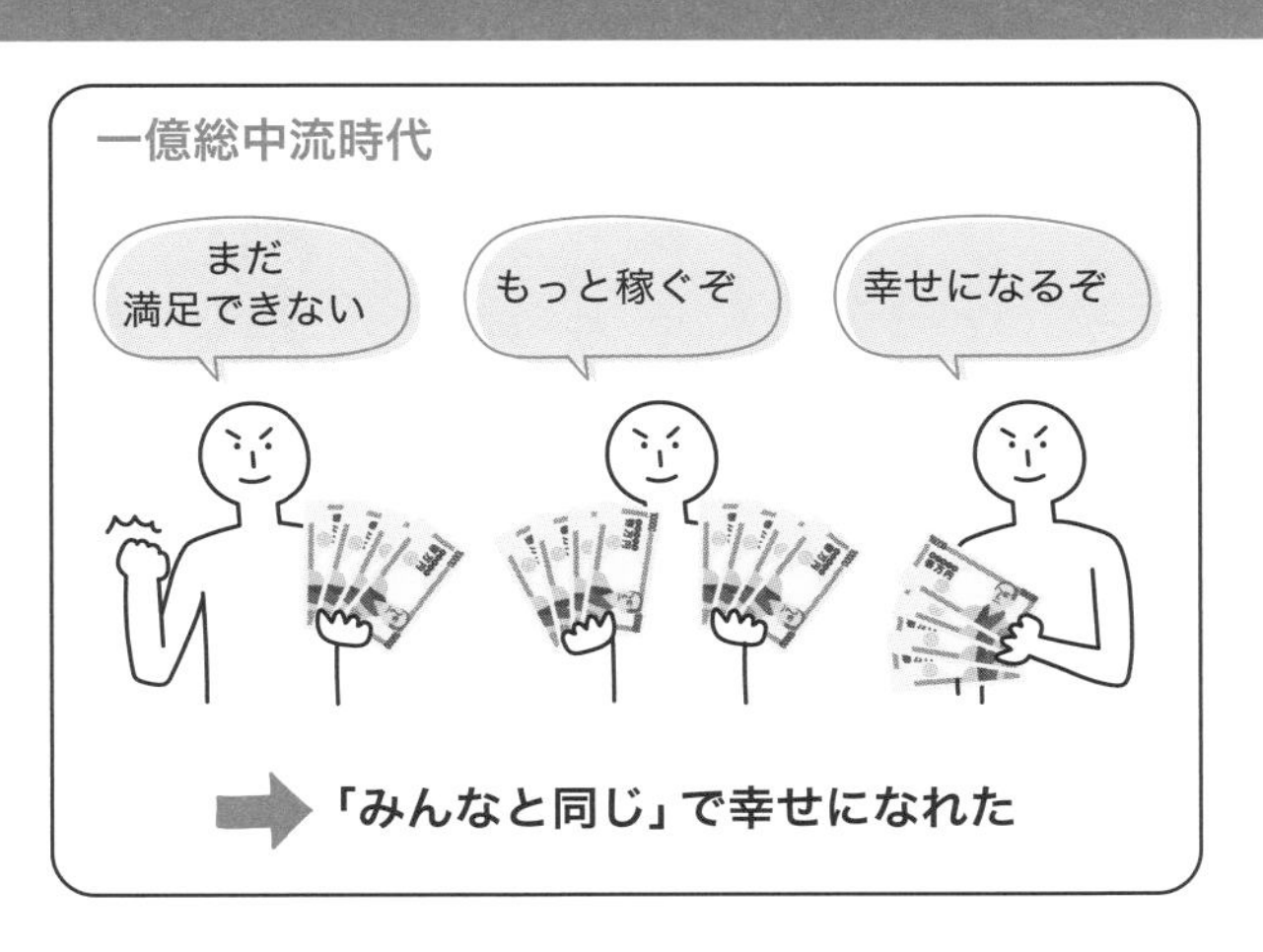


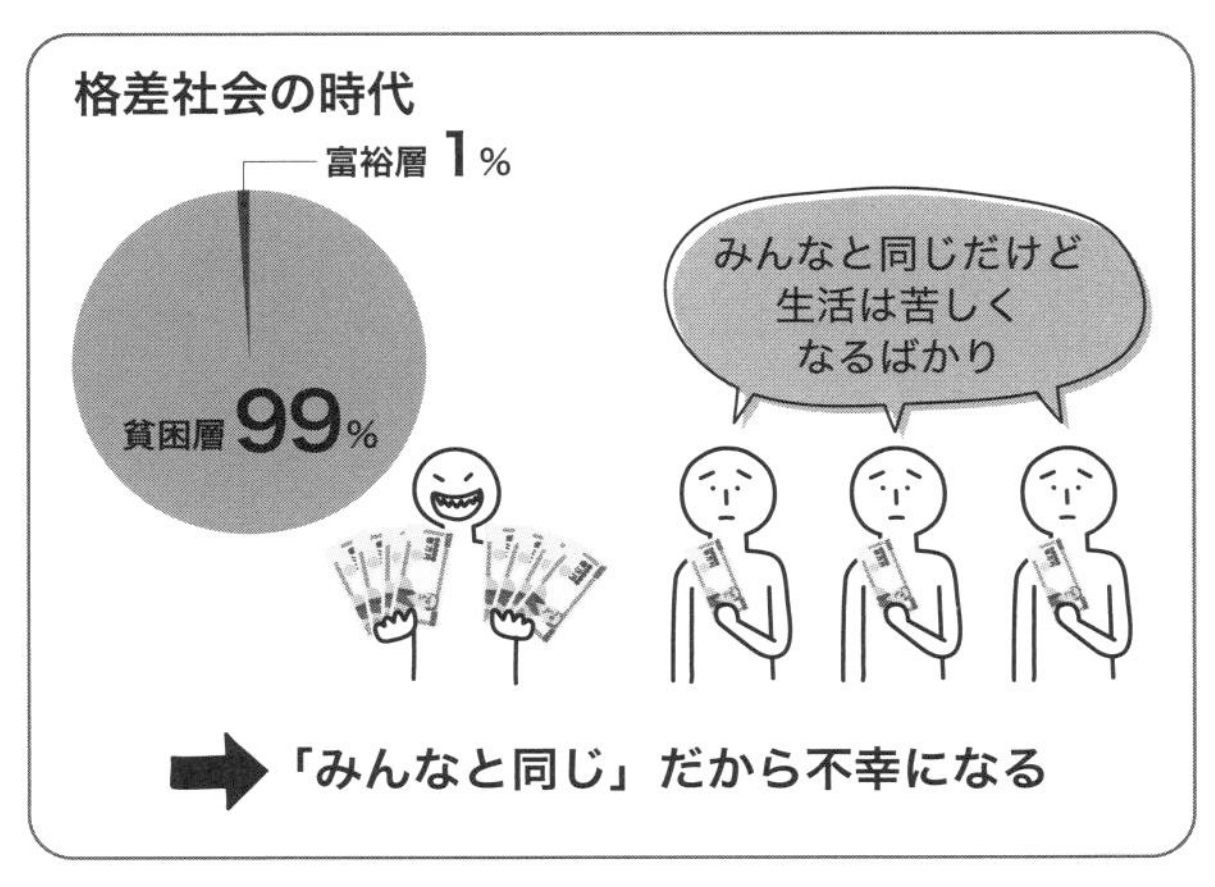

不安と
向き合うための
10の基本

9

# ほとんどの不安は無知から生まれる

★何もしない最大の理由はあきらめていること。
★対策やテクニックを身につければうまくいく。
★まずは自分で動いて情報・知識を見つけ出そう。

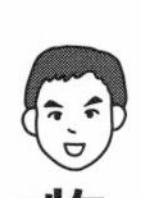

## 物事には対策やテクニックがある

「素敵な異性と出会えない。どうせ自分には魅力がない」

そう悩んでいる若い人に対して、私は冗談まじりに次のように言うことがあります。

「カッコいい映画俳優だって、周りに女性がいない環境に生きていたらモテないかもしれないですよ」

実際、私が知る限り、美しい女性と知り合いになれて一番モテている職業は、モデル事務所のマネージャーです。

それもそのはず。マネージャーは、一人で20人や30人ものモデルをマネジメントし、せっせと撮影現場に送り迎えしたり、仕事のアドバイスをしたりしているのです。その中の一人や二人がそのマネージャーを好きになっても、けっして不思議ではありません。

つまり、**すべての物事には対策やテクニックがあります。**「異性の多い環境に身を置く」というのは、モテるためのひとつのテクニックです。

ビジネスでも受験でも、対策やテクニックを身につけていれば、ほとんどのことはうまくいくのです。

大部分の不安は無知から生まれます。きちんとした知識や情報があれば持たなくてもいいような不安に、多くの人が悩まされているのです。

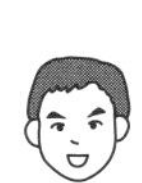

## 不安に思うなら対策を考えればいい

ほとんどの人は「そんな対策があるなんて知らなかった」「誰からも教えてもらえなかった」

と口にします。

でも、本当に必要な情報というのは、受け身の姿勢では得られません。

どうして自分から進んで、対策やテクニックを見つけ出そうとしないのでしょうか。不安で困っているなら、一生懸命打開策を探してもいいはずです。でも、実際には何もしていない人が大半です。

その最大の理由が「あきらめている」ことです。「どうせ自分はダメなんだ」「うまくいかないに決まっている」というあきらめがあるので「不安だけどこのまま生きていくしかない」と思い込んでいます。

不安に思うなら対策を考えればいい。その基本を忘れてしまうのは、不安に振り回されているから。そういう人に、必要な知識や情報を誰かが届けてくれることはないのです。

すべての物事には対策やテクニックがあります。

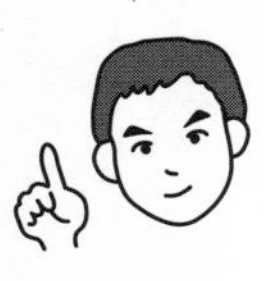

## ほとんどの問題には何かしらの対策がある

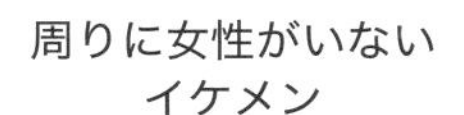
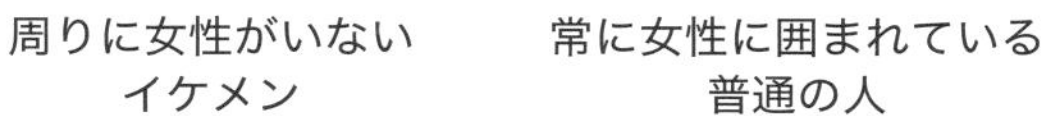

周りに女性がいない
イケメン

常に女性に囲まれている
普通の人

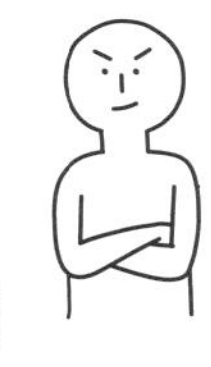
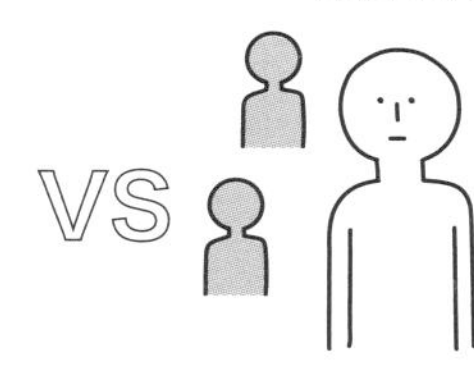


LOSE　WIN

普通に勉強している
受験生

テクニックを学んだ
受験生

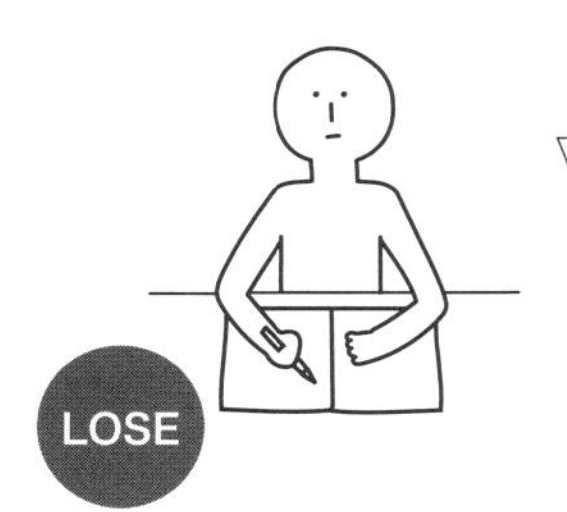
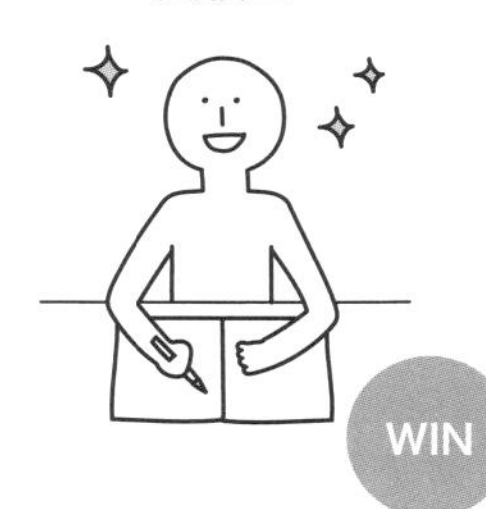

VS

LOSE　WIN

**対策やテクニックなどの情報を知らないから不安になる**

**自分で動いて情報・知識を見つけ出すことが大切**

不安と
向き合うための
10の基本

# 10

# 最悪の事態を想像してびくびくする必要はない

★人間は最悪の事態を想像して不安を感じてしまう。
★最悪の事態におびえるのは不合理なこと。
★一度対策したからといって、安心しきってはいけない。

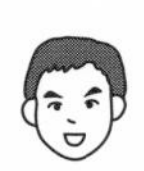

## 最悪の事態はそうそう起きない

「飛行機に乗るのが怖い。いつ事故になるかわからない」

と不安に思う人がいます。

たしかに事故のリスクがゼロだとは言いません。でも、冷静に考えてください。1994年の中華航空機墜落事故以降、日本では犠牲者が数百人単位の飛行機事故は起こっていません。

２０１９年の交通事故による死者は３２１５人。確率で考えれば、飛行機に乗るより近所の道を歩いているほうがよっぽど危険ということになります。その交通事故にしてみても、統計の残る１９４８年以降において、最少を記録しています。今後、自動車の安全運転装置が進化し、自動運転車が普及すれば、さらに事故の数は激減するでしょう。

つまり、最悪の事態というのはそうそう起きないものです。「今の職場をクビになったら生きていけない」という不安も同じです。

現実には、人手不足に悩む業界もありますし、最終的には生活保護などの公的制度も整っています。最悪の事態を想像して、びくびくしながら暮らすのは不合理です。

## 一度対策すると安心してしまう矛盾

人間というのは、最悪の事態に不安を感じると同時に、その不安に対する解消法が見つかったとたん、安心しきってしまう傾向があります。

東日本大震災後、ボランティアで東北の海岸沿いの地域を訪ねたことがあります。その地域では、次なる津波被害に備えて10メートル以上の堤防を建てていました。でも、現実には、次の大地震で15メートルや20メートル以上の津波が起こらないとも限りません。

　さらに、疑問を感じたのは震災時の避難ルートの確保です。東日本大震災が起きたとき、その地域では海辺の町から山に向かう道の数が限られていたため、大渋滞が起こり、避難に遅れが生じたといいます。

　にもかかわらず、その堤防を作った地域では、山への避難ルートを整備する取り組みが進んでいないのです。

　とはいえ、私たちはそれを一方的に批判することはできません。周りを見渡せば「警備会社と契約したから防犯対策はしていない」「最新の消火器を購入したから、火の元の用心がおろそかになっている」といった家庭は珍しくないからです。

**最悪の事態は**
**めったに起こりません。**

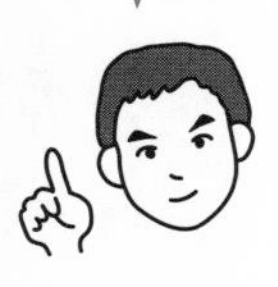

## 最悪の事態はそうそう起きない。ときには割り切って行動することが肝心

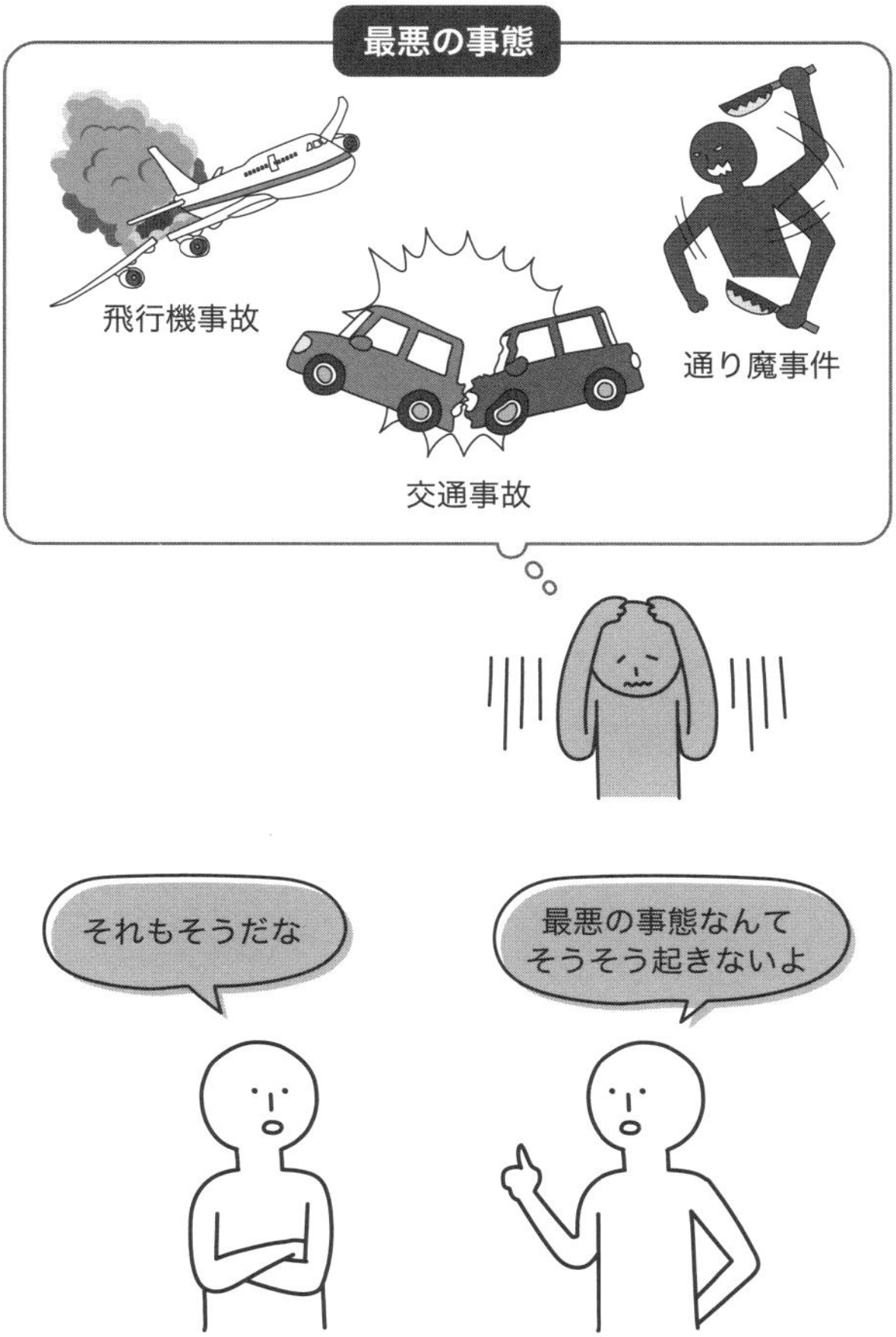

最悪の事態

飛行機事故

通り魔事件

交通事故

それもそうだな

最悪の事態なんて
そうそう起きないよ

## 不安と上手に向き合うためのドリル❶

**問題1** 人が不安になる理由は？

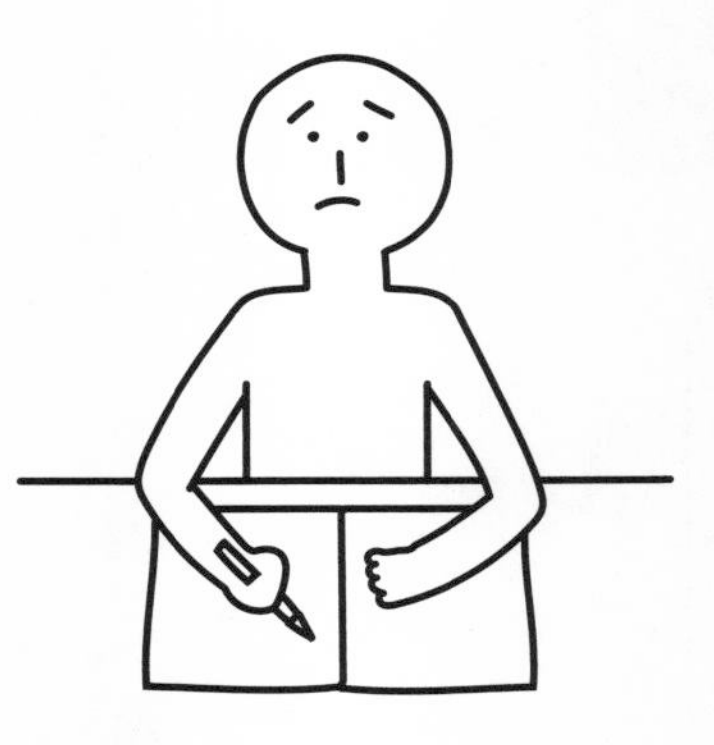

**A** 生の欲望を持っているから

**B** すべての希望を失っているから

---

**問題2** 予期不安について考えすぎるとどうなるか？

**A** 不安に対する解決策が見える

**B** 予期不安がどんどん膨らんでいく

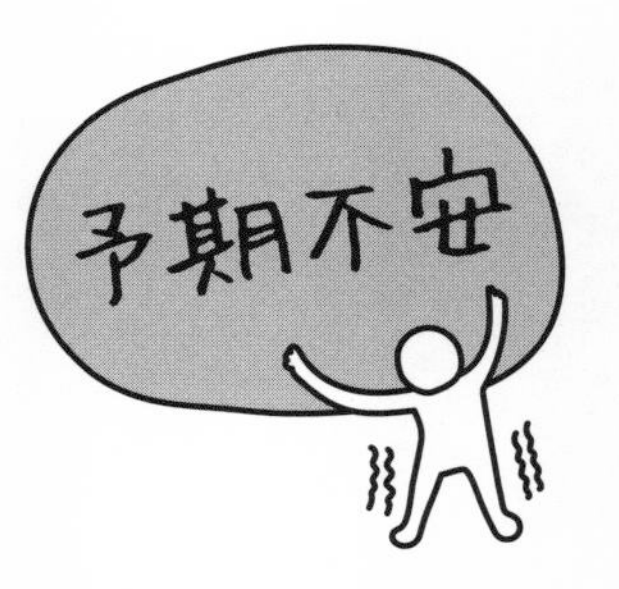


---

答え

問題1　A （→26ページ）

問題2　B （→30ページ）

## 問題 3 幸せをゲットできるのはどっちか?

**A** 現状維持で
がまんしている人

**B** リスクを取って
行動できる人

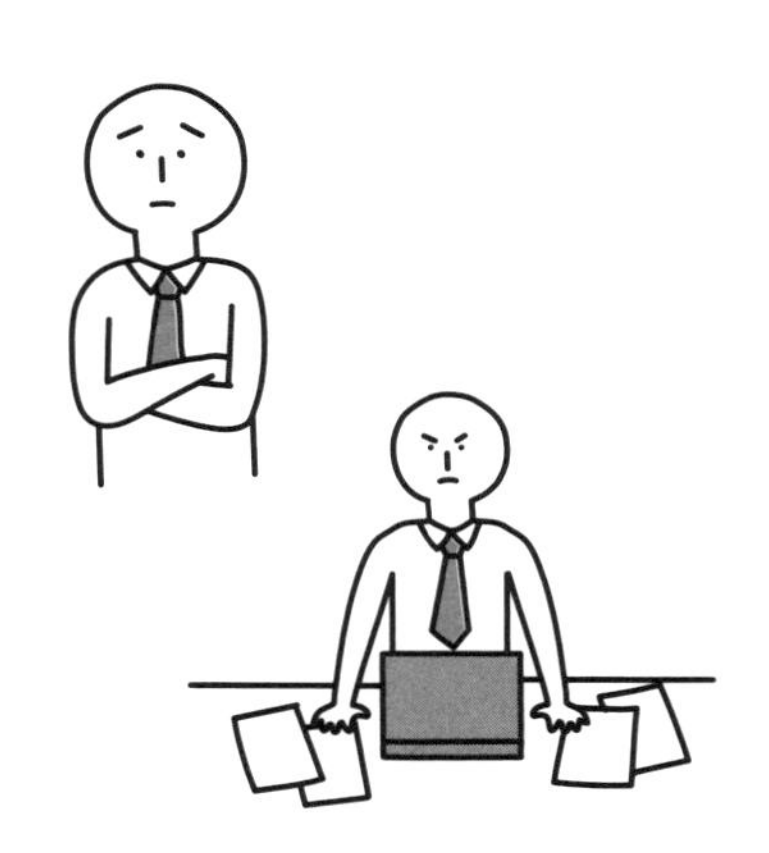

---

## 問題 4 精神的に追い込まれたときは どうする?

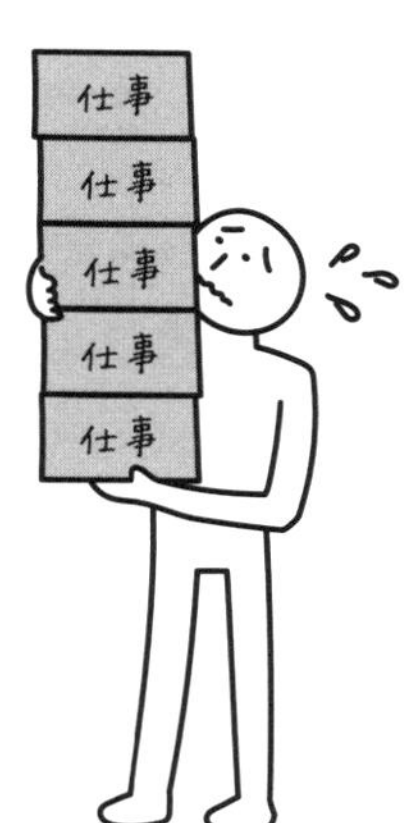


**A** 休むと迷惑をかけるので、
仕事を休まない

**B** 1人くらい休んでも
問題ないので、仕事を休む

---

答え
問題3 B
(→42ページ)
問題4 B
(→50ページ)

## 問題5 「みんなと同じ」を目指すとどうなる？

**A** みんな
裕福な暮らしができる

**B** みんなが
不幸になりやすい

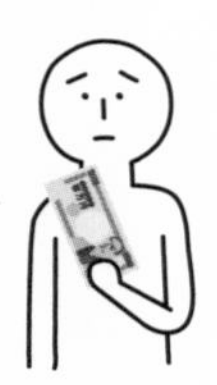
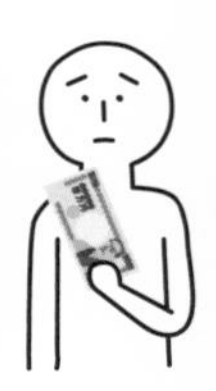
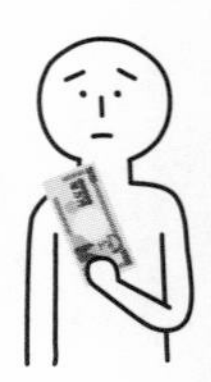

## 問題6 女性にモテるのはどっち？

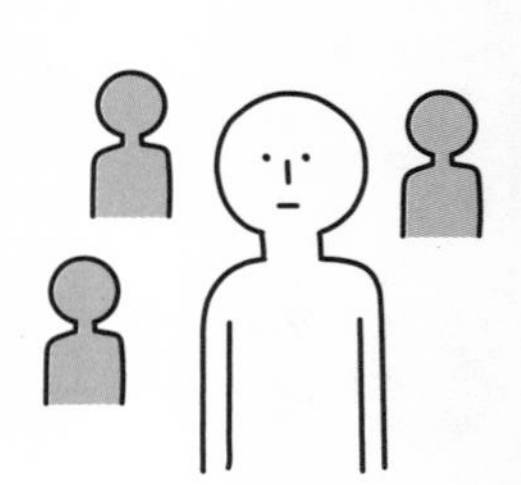

**A** 常に女性に囲まれている
普通の人

**B** 周りに女性がいない
イケメン

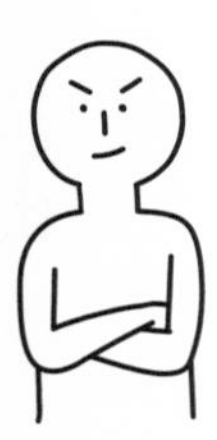

答え
問題5 B
（→54ページ）
問題6 A
（→58ページ）

# 第2章

# 不安に引きずられない14の方法

## POINT 7
### 人ではなく言動を見る

「誰が」ではなく「何を」で物事を判断しましょう。

➡96ページ

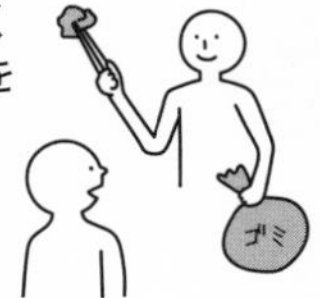


## POINT 8
### テレビと距離を置く

テレビが取り上げる不安は、起きないと思ってよいでしょう。

➡100ページ

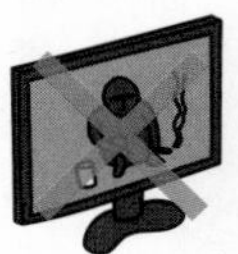

## POINT 9
### 苦手を克服するより得意なことをする

得意なことに集中するほうがよい結果が得られます。

➡104ページ

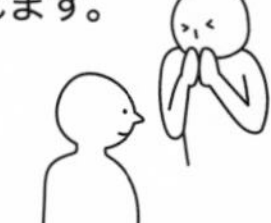

## POINT 10
### 物事のいい面を見る

物事には必ず「いい面」と「悪い面」の両方があるものです。

➡108ページ

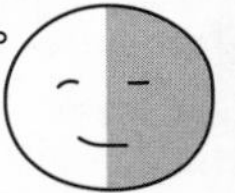

## POINT 11
### 予定は予定。変えていい

「予定を最後まで守り切る」という発想を捨てましょう。

➡112ページ

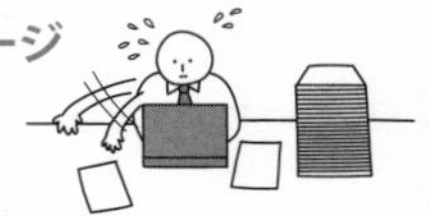

## POINT 12
### 他人がどう思うかを基準に考えない

人は他人のことを真剣に見ていません。気にするだけ損なのです。

➡116ページ

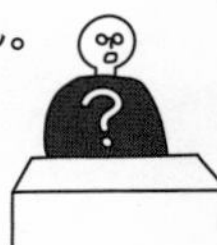

## POINT 13
### マニュアルを参考にする

既存のやり方を参考にしながら自分のやり方を見つけていきましょう。

➡120ページ

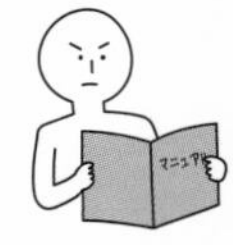


## POINT 14
### 失敗に対する免疫をつける

失敗を何度も経験することで成長できるのです。

➡124ページ

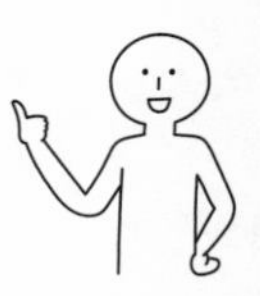

## 不安に引きずられない
# 14のポイント

普段の行動を変えることで、
不安を引きずらない方法を身につけましょう。

**POINT 1**

### 3パターンで結果を予測する

①最善の結果、②最悪の結果、③可能性の高い結果を予測してみましょう。

➡72ページ

**POINT 2**

### 1人で悩まずに、誰かに相談してみる

第三者の視点で客観的に判断してもらいましょう。

➡76ページ

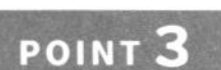


### 情報は自分で動いて手に入れる

知識や情報が偶然もたらされることはありません。

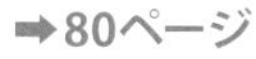
➡80ページ

**POINT 4**

### リスクを取って行動してみる

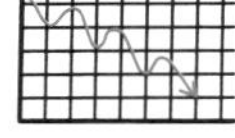

不安だからと何もしないと、人生の時間をムダにします。

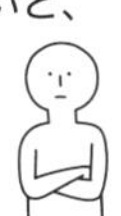

➡84ページ

**POINT 5**

### 可能性の高いリスクから対応する

多くの人は確率の低いリスクを恐れがちです。

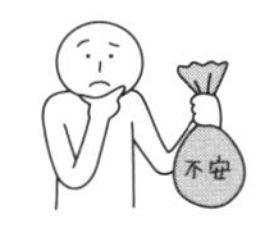


➡88ページ

**POINT 6**

### さまざまなアプローチを試す

ひとつのやり方で行き詰まったら、別の方法を試しましょう。

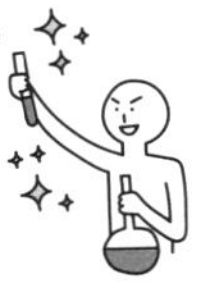

➡92ページ

不安に
引きずられない
14の方法

1

# 起こりうる結果を3パターンで予測してみる

★不安にかられると、最悪の結果ばかり考えがち。
★起こりうる結果を3パターンで予測すると冷静になれる。
★「やってみなければわからない」ことに目を向けよう。

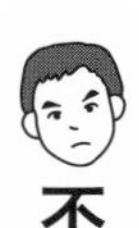

## 不安が現実化したらどうなるのか

世の中には認知症になることを不安に思う人がたくさんいます。認知症にならないための本や脳トレのドリルなどもよく売れているようです。

認知症にならないための努力は大切です。でも、認知症になるリスクがゼロになるわけではありません。

厚生労働省研究班の調査によると、認知症の有病率は、85歳以上で40％超になるとされています。つまり、長生きをすれば当たり前のように認知症になると考えるほうが自然です。

不思議なのは、これほど認知症への不安が高まっているのに、みんな「認知症にならない」方法ばかり考えていることです。

いざ認知症になったら、介護保険や生命保険の扱いはどうなるのかといった不安に対して、具体的な対策を考えて準備している人はほとんどいません。

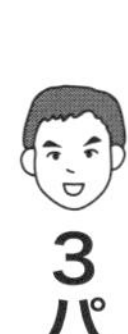

## 3パターンで結果を予測しよう

不安視していることが現実化したときのことを想定する行為は、とても建設的です。受験で第一志望の大学に受からなかったときは、「浪人する」「第二志望の大学に行く」「留学する」などの対応策があります。

対応策を想定しておき、本当に不安が現実になってから対応策を選べばよいのです。

不安が現実となったときに起こりうる結果を予測してみましょう。起こりうる結果を予測するときには、次の３つのパターンが考えられます。①最善の結果、②最悪の結果、③可能性の高い結果、です。

たとえば、好きな異性に思い切って交際してほしいと告白するとき。最善の結果はＯＫをもらうことであり、最悪の結果はＮＯと言われること。可能性の高い結果として「友達としてなら」と言われることが考えられます。

当初はＮＯと言われても、最終的に交際に至ったカップルはたくさんいます。だから、そこまで恐れる必要はありません。

このように、結果を予測すれば「やってみなければわからない」という事実に気づきます。しかも、最善の結果になる可能性もあります。不安にかられているときは最悪の結果ばかり考えがちですが、起こりうる結果を予測すれば、冷静になることができるのです。

結果を３パターンで予測すれば
冷静になれます。

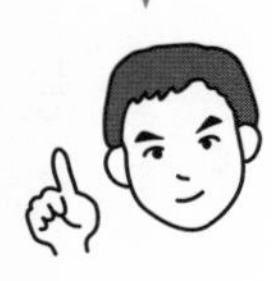

## 「不安を現実化させない努力」だけでなく、「不安が現実化したときの対策」も大切

### 認知症に備えてやっておくこと

不安を
現実化させない
ための努力
脳トレ
運動
不安が
現実化したときの
対策
介護保険窓口
申請書
介護保険の
下調べ
○○保険
生命保険の
手続き

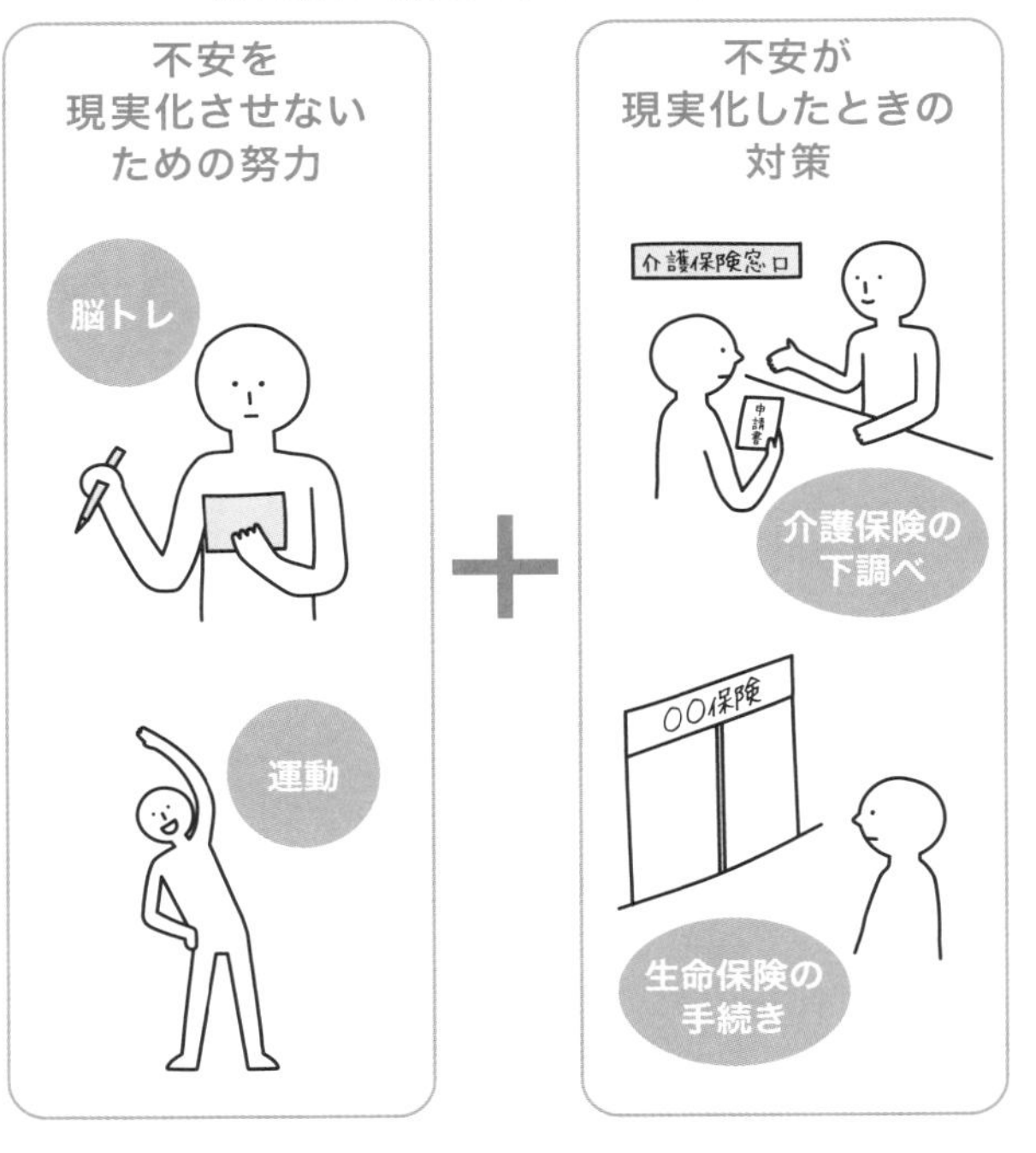

### 結果を3パターン予測すれば冷静になれる

❶最善の結果

チャレンジする

❷最悪の結果

恐れる必要はない

❸可能性の高い結果

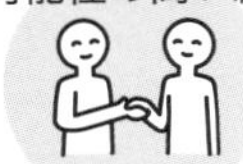

価値がある

不安に
引きずられない
14の方法

2

# 一人で不安を抱えず本音で相談してみる

★相談するだけで、簡単に解決できる問題はたくさんある。
★相談すると、自分の中で問題を整理することができる。
★相談相手から、第三者の視点で情報を得られる。

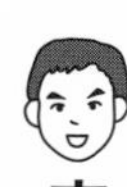

## 広く浅いSNS友達より本音で話せる相談相手

私が見る限り、悩みやすい人は、不安を一人で抱え込む傾向があります。

「自分の不安なんて誰もわかってくれない」「人に言ってもバカにされるだけだ」などと考え、一人で悶々とし続けます。

一人で抱え込む人は、これまで成長する過程で、人に相談をしたり、悩みを打ち明けたりした経験がとても少ない人が多いのです。

今は、ＳＮＳも普及し、人と人とがつながりやすい時代です。ところが、「いいね！」を言い合う広く浅い関係の友達はたくさんいるのに、本音で悩みを打ち明けられる人はいない。そこに、今の対人関係の大きな問題があります。

私はＳＮＳ上でたくさんの友達を持つよりも、たった一人でいいので、日頃から本音で相談に乗ってくれる人を持つほうがずっと大切だと思います。信頼する人に本音で相談すれば、簡単に解決する問題はたくさんあるからです。

将来の不安でも、恋愛の不安でも、人に相談すれば何らかのアドバイスをもらえます。解決の方法を教えてもらえたり、場合によっては手助けしてもらえたりもします。

一人で抱え込まずに人に相談することのメリットは、第三者の視点で客観的に判断してもらえることです。

本人は不安で仕方がないようなことでも、第三者の目から見れば、まるで問題にならないようなことはたくさんあります。

また、人に話せば問題を整理することもできます。相手にどう話そうかと整理しているだけで、気持ちがすっきりすることもあります。他人に話している途中で、自分で解決策に気づくケースも珍しくありません。

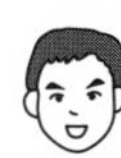

## 長電話で会話をしよう

人に相談するとき、チャットやメールなどテキストベースでコミュニケーションを取るのもよいですが、やはり文字だけのやりとりでは気分が満たされないことが多いでしょう。孤立感を強く感じている人に対して、私は長電話で直接会話することをおすすめしています。今はズームやスカイプなど、オンラインでビデオ通話できるツールがさまざまあります。無料のツールを活用すれば、長時間ずっと会話を続けることができます。

とりとめのない会話をしているだけでも、不安な気分が和らぐのが実感できるはずです。

相談すれば解決できる
問題はたくさんあります。

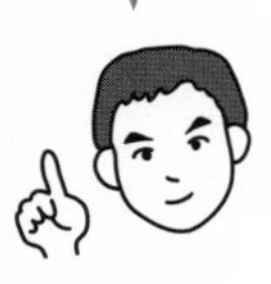

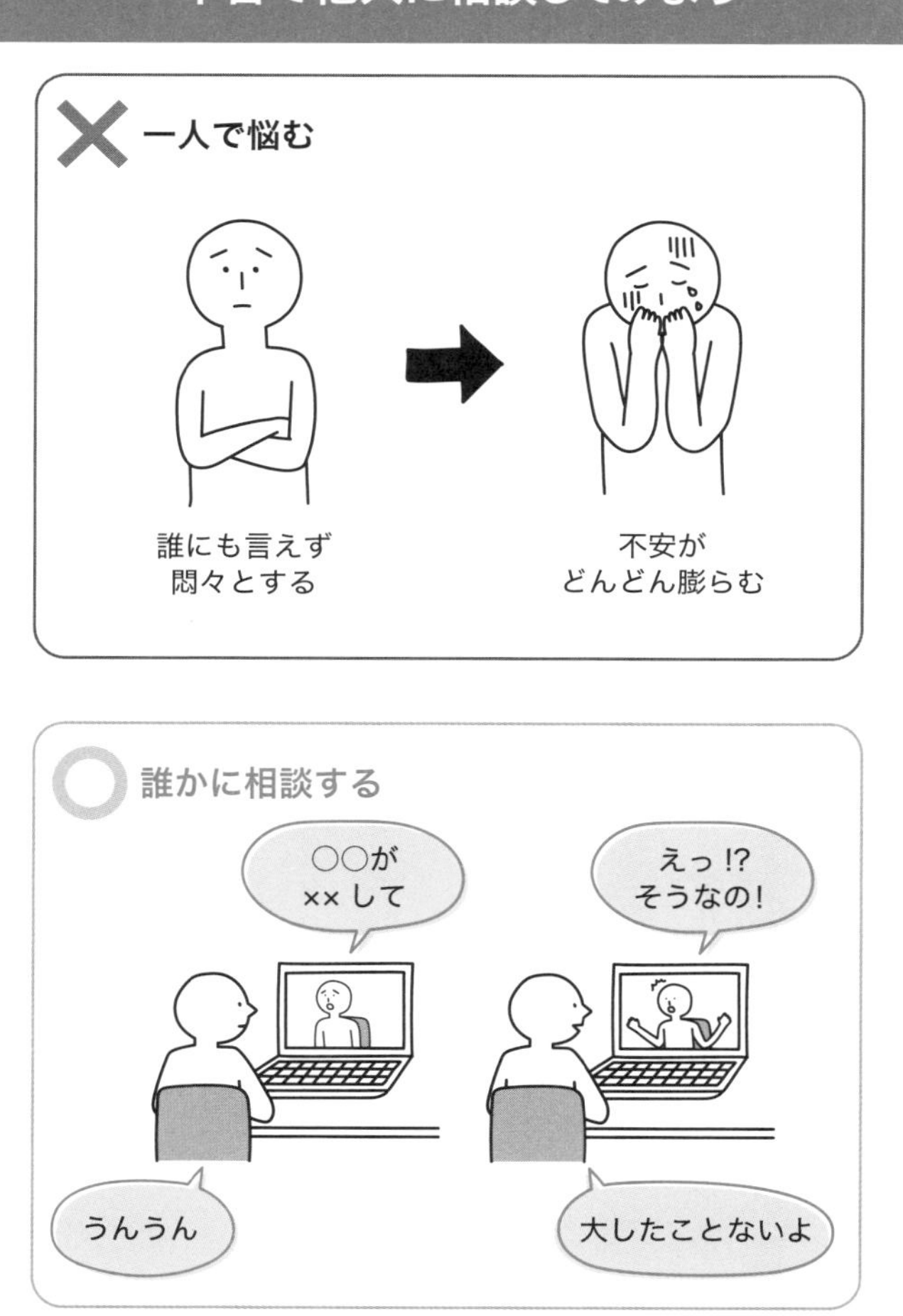
一人で悩んでいても始まらない。
本音で他人に相談してみよう
一人で悩む
誰にも言えず
悶々とする
不安が
どんどん膨らむ
誰かに相談する
○○が
××して
えっ!?
そうなの!
うんうん
大したことないよ

不安に
引きずられない
14の方法

# 3

# 情報は自分から取りに行く

★情報が偶然もたらされることはない。
★情報は自分で動いて手に入れるもの。
★楽観情報と悲観情報の両方を集める。

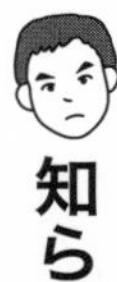

## 知らない人だけが損をする

相談相手がいなかったら、自分で情報を集めるしかありません。知識や情報が偶然もたらされることはまずありません。情報は自分で動いて手にするものだと考えたほうがよいのです。

72ページで、いざ認知症になったときのことを考えていない人を例に挙げました。

仮に認知症になっても、どんな症状が起きるのか、どういうサービスが受けられるか、など一通り調べておけば、実際にそうなったとしても慌てず冷静に対応できるはずです。

そもそも日本の福祉のシステムは、他国と比較しても充実しています。憲法のもとに、国民の健康で文化的な最低限度の生活を保障するような制度設計がなされているのです。

ただし、困っている人にわざわざ情報を教えてくれるわけではありません。自治体は窓口を開いているだけ。相談や申請がない限り、機能しません。

自治体の姿勢に不満を持つのは自由ですが、「福祉制度とはそういうものだ」と知っておくべきです。

知らない人は損をするだけ。だから、「情報を教えてほしい」と要請して必要な情報を引き出せばいいのです。

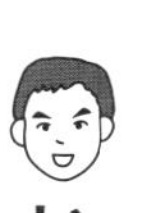

## いい情報と悪い情報を知っておく

今はスマホひとつあれば、インターネットでさまざまな情報を調べることが可能です。ただし、情報を知れば知るほど不安になってしまうことがあります。そこで重要なのは、楽観

## 情報と悲観情報の両方を集めるという大原則です。

たとえば、将来の生活不安について情報を調べるとき。「老後破産」などをテーマにした悲観情報ばかり集めていると、当然悲観的な気持ちが強くなります。

そこで、高齢者の地域コミュニティの話などの楽観情報も調べることで、明るい気持ちになれるのです。

医療情報を得るときには、医学が発展途上であることを意識しておくとよいでしょう。たとえば、今はタバコは害悪という常識が定着しています。けれども、ゲノム解析（生物の遺伝情報を総合的に解析すること）のレベルが進化すれば、「タバコを吸っても長生きできる人」がわかる可能性があります。

**科学が発展すれば、今の常識の大半は変わります。**「真実などない」と開き直るくらいでちょうどいいのではないでしょうか。

**情報は自分で動いて手に入れるものです。**

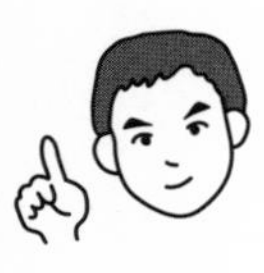

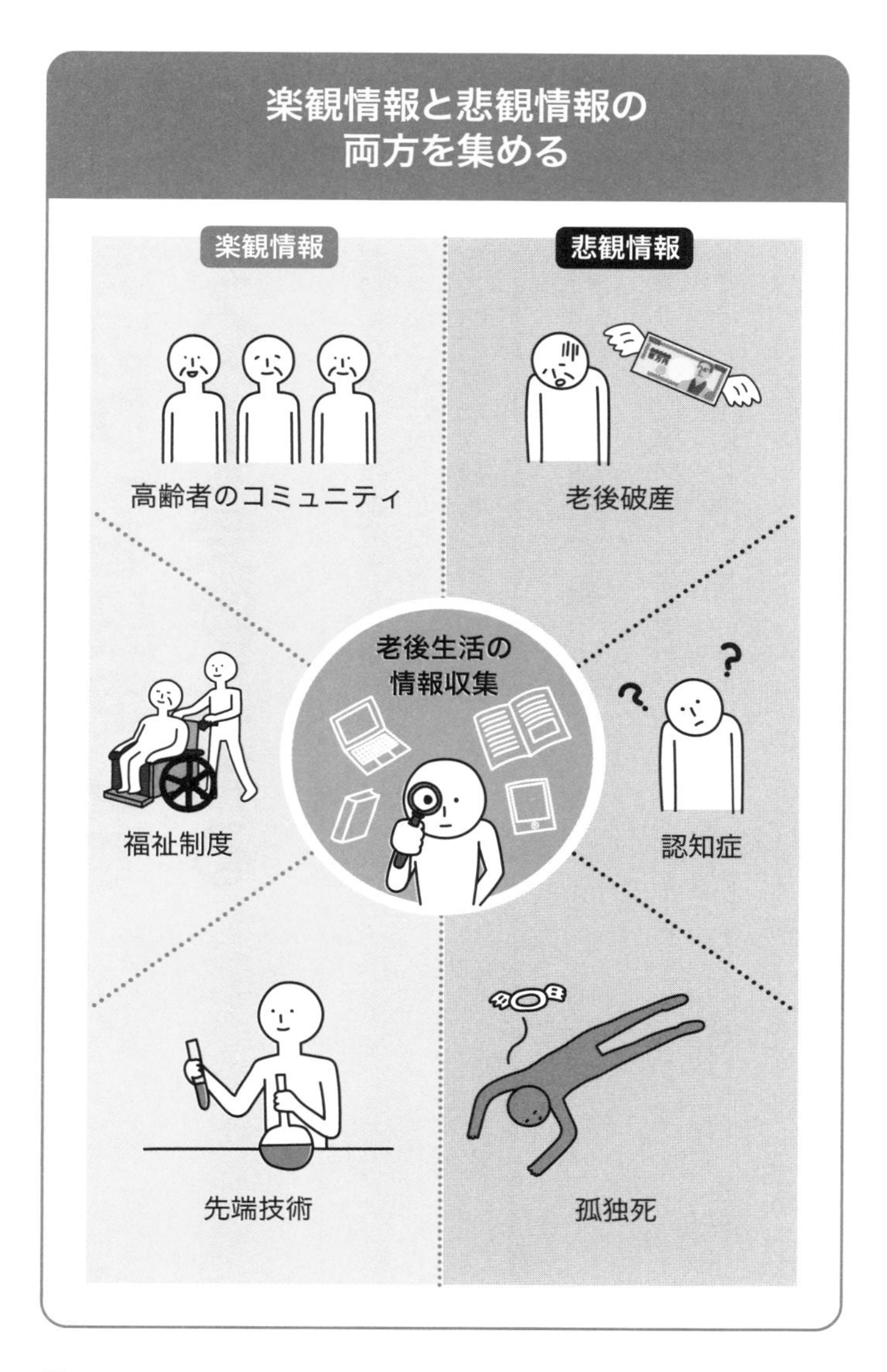
楽観情報と悲観情報の
両方を集める
楽観情報
悲観情報
高齢者のコミュニティ
老後破産
老後生活の
情報収集
福祉制度
認知症
先端技術
孤独死

不安に
引きずられない
14の方法

4

# 「損切り」を設定してリスクを受け入れる

★リスクがゼロになることはありえない。
★行動を起こさなければ何も変わらない。
★失敗してもこの程度ならOKと割り切ることも大切。

## 損をしてもいい限界を設定する

人が家から一歩でも外に出れば、交通事故にあう可能性が生じます。

それでも、多くの人は当たり前のように家を出て会社に行ったり、旅行に行ったりしています。それはリスクを完全になくすことよりも、外に出て得る成果を重視しているからです。

確実に言えるのは、何か行動を起こさなければ、何も変わらないということ。再就職できるか不安なので会社にしがみつく。これでは何も進展しません。

不安を感じて何もしないと、人生の貴重な時間をムダにします。リスクを恐れて足踏みするより、リスクを取って成果を得ることを考えるべきです。そのためには勇気を持って一歩踏み出すことが肝心です。

「損切り」という考え方があります。損切りとは経済用語で、価格が下がった株や証券を売却し、損失を確定すること。

20万円で買った株価が急に下がって、10万円を下回ったとします。そこで損をした10万円を嘆いているうちに、その会社が倒産して株が紙くず同然になったら元も子もありません。けれども、今10万円で売ってしまえば、10万円の損失で済みます。ある時点で損失を確定させることで、それ以上の大損を回避するという発想です。

あらかじめ株を買うときに「この金額まで下がったら売る」と決めておく。そうすれば「どんなに損をしても10万円だ」などと把握できます。あらかじめ「損切り」する金額を決めることで恐れず積極的にリスクを取れるようになるのです。

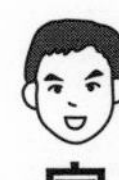

## 完全はないけど「安全」は選べる

不安への対応も同じです。損切りの習慣をつけてみましょう。**失敗してもこの程度ならOKと割り切る。すると、意外に最初の一歩を踏み出せることに気づきます。**

私が映画制作をするときにも、スポンサーに全額損をするリスクがあるとなれば、お金を出してもらえなくなります。そこで、「最悪でもこのくらいは回収できます」というシミュレーションを提示します。劇場公開だけでなく、DVDや自主上映などの手段でも回収できるというプランを示して、初めて協力が得られるわけです。

**何事もリスクがゼロというのはありえません。**完全はないのですが、「安全」を選ぶことはできます。

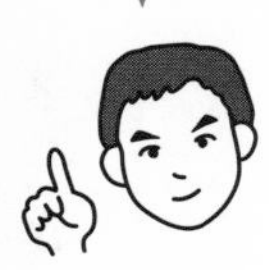

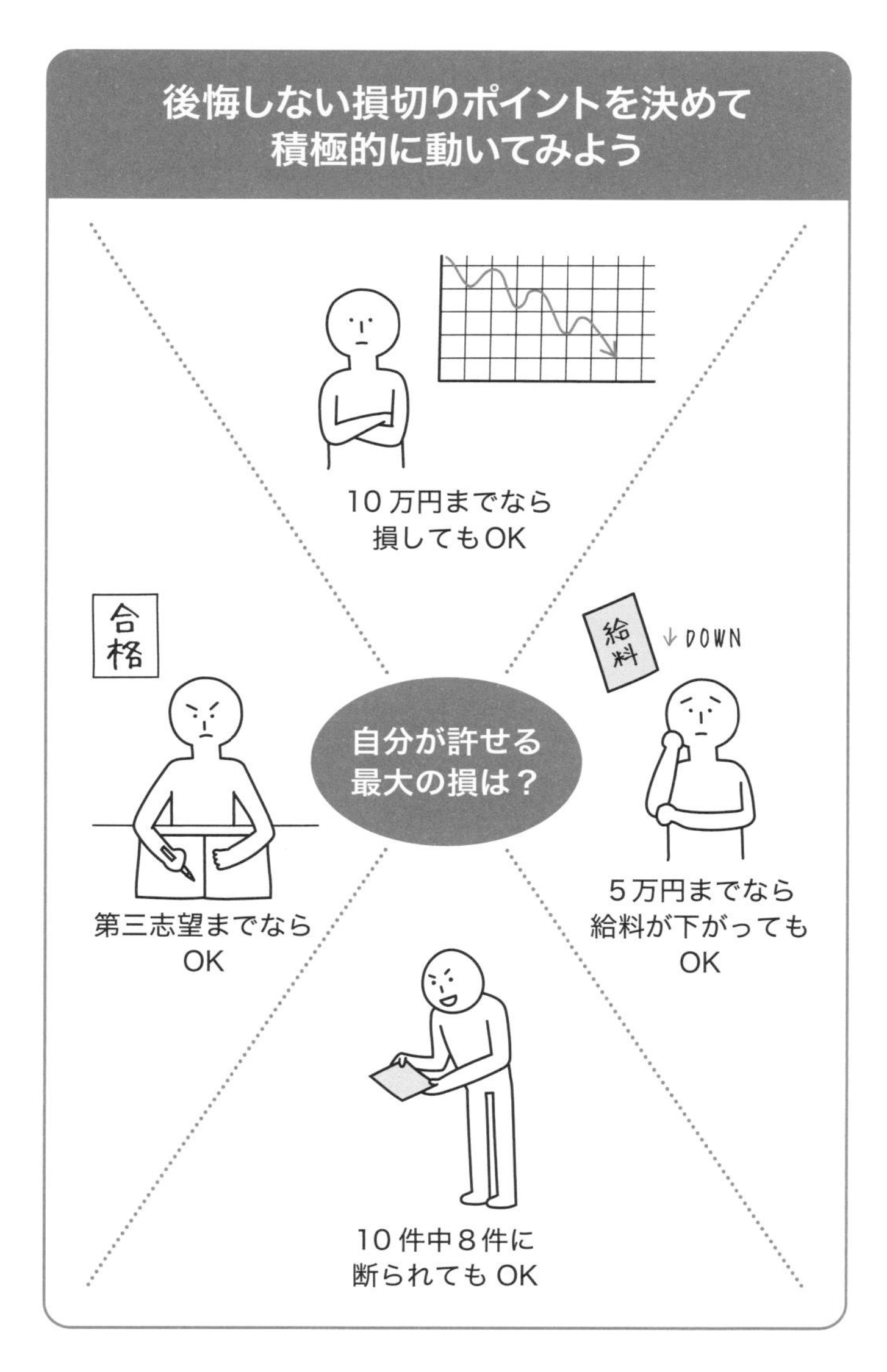
後悔しない損切りポイントを決めて
積極的に動いてみよう
10 万円までなら
損してもOK
合
格
給
料
DOWN
自分が許せる
最大の損は？
第三志望までなら
OK
５万円までなら
給料が下がっても
OK
10 件中８件に
断られても OK

不安に
引きずられない
14の方法

# 5

# 確率で考えてみる

★すべてのリスクを並列に考える必要はない。
★リスクが起こる確率を考えることが大切。
★可能性の高いリスクへの対応策を考えよう。

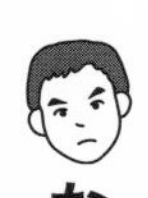

## なぜ確率の低いリスクを怖がるのか

前々から私には疑問に感じていることがあります。それは、多くの人が確率の低いリスクを恐れて、確率の高いリスクをないがしろにしていることです。

たとえば、通り魔事件のニュースを見て「怖くて外に出たくない」という不安を持つ人がいます。一方で、同じ人が「生活保護が67％の世帯で減額になる」というニュースを見ると、賛意を表したりします。

法務省が発表した、通り魔殺人事件の件数の推移（平成19年～28年）があります。これによると、最多が20年の14件、最少が21年と28年の４件。平均すると7・3件です。

一方で生活保護の受給率は全国平均で1・63％（厚生労働省、令和２年７月）。どう考えても、普通に生活している限り、生活保護受給者になる可能性のほうが高いはず。であるならば、自分が生活苦に直面するリスクを恐れるほうが自然です。リスクを自覚しているなら、自分で自分の首を絞めるような生活保護バッシングはしないでしょう。

今、日本人の多くが不安に思っている新型コロナウイルスについてはどうでしょうか。国立感染症研究所が発表した調整致命率（全年齢、２０２０年９月）を見ると、５月末までの5・8％に対して8月の1ケ月間の数字は０・９％。無症状や軽症例が多くなったことで、致命率が下がったと考えられています。

こうなると一般的にいえば、それほど怖い病気とはいえないのではないでしょうか。

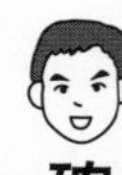

## 確率が高いリスクから対応する

いろいろなリスクの可能性を想定できるのは、よいことです。ただし、すべてのリスクを並列に捉えていると、恐怖のあまり何もできなくなります。

もちろん私だって通り魔事件は怖いですし、起きないに越したことはありません。しかし、可能性で考えると、交通事故のリスクを考えるほうが現実的です。

いろいろなリスクの可能性を考えたあとにやるべきは、確率の評価です。「タバコを吸ってがんになる確率」「認知症になる確率」「失業する確率」……。不安が現実となる確率は、インターネットなどである程度調べることが可能です。

確率を評価したら、可能性の高いリスクへの対応策を考えます。数字で考えることで、具体的で建設的な考えができるようになるのです。

**多くの人は確率の低いリスクを恐れています。**

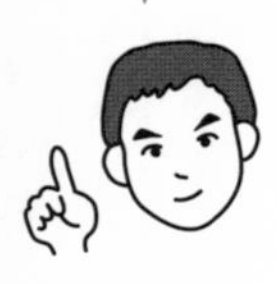

## リスクが現実になる確率はバラバラ。まず、可能性が高いリスクに対処しよう

交通事故死
0.0025%
※1
殺人被害
0.00007%
※2
不安
がん
累積罹患リスク
男性 66.5%
女性 50.2%
※3
失業率
3.0%
※4
確率
高
確率
中
確率
低


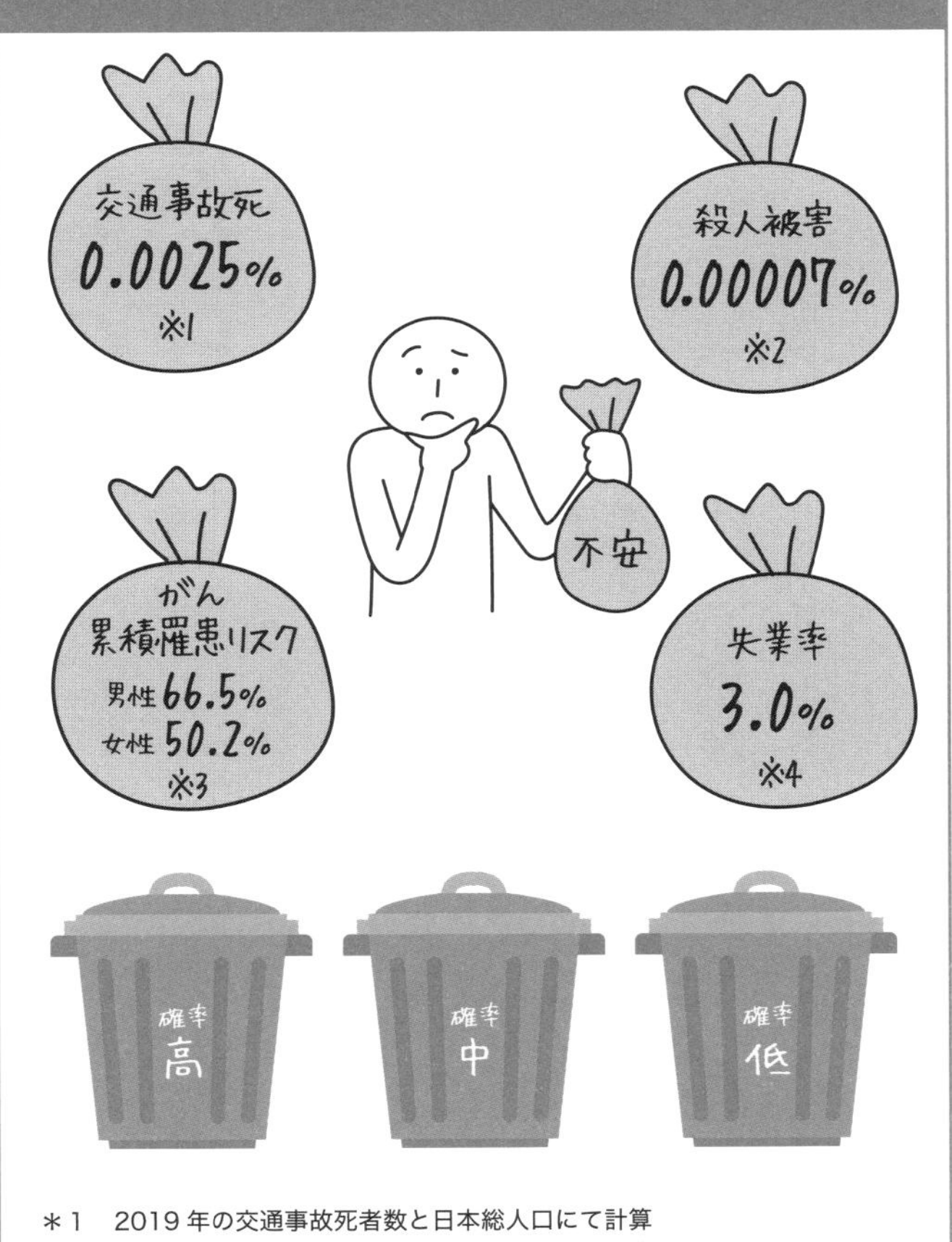

＊１　2019 年の交通事故死者数と日本総人口にて計算
＊２　2019 年の殺人罪被害者数と日本総人口にて計算
＊３　一生のうちにがんを罹患する確率。国立がん研究センター HP より
＊４　2020 年８月のデータ。総務省統計局 HP より

# 6

# ひとつのやり方にこだわらない

★ひとつのやり方で行き詰まったら、別のやり方を試す。
★目的を達成することを優先する。
★「やり方はいろいろある」と柔軟に考える。

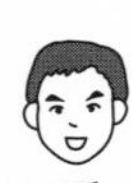

## 受験勉強にも複数の手法がある

数学の難問を1時間考えても答えが出せない受験生がいるとします。この受験生があと1時間真剣に考えても、答えが出るようには思えません。

それなのに、親や学校の先生は「もっと真剣に考えろ」などと押しつけます。できない生徒はパニックになるだけ。「このままじゃ不合格だ」と不安を抱える悪循環となります。

私だったら、その受験生に「考えるのはあきらめて、答えを見てしまえばいい」とアドバイスします。最初から答えを見たのでは、学習効果はありませんが、自分なりに考えたうえで解けなかったときに答えを見れば、「そういうことだったのか」という発見が得られます。答えを見ることで解き方を覚えやすくなるのです。

「最終的に得点できれば、何をしたっていい」と考えれば、さまざまなアプローチを試すことができます。

私自身、数学の解法をひたすら暗記して解く「暗記数学」という手法を編み出したことで、東大医学部に合格できました。

志望大学に合格するのがゴールであれば、苦手な数学は基本問題以外あきらめて、他の得意科目で点数を稼ぐ方法もあります。要するに、やり方はひとつではないのです。

ひとつのやり方で行き詰まったら、その方法にこだわらず、別のやり方を試すべきです。複数の解決法を考えられる人は、問題に直面しても、不安に押しつぶされる心配はありません。

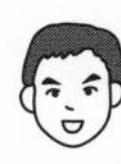

# いろいろなやり方を探してみよう

赤ちゃんを母乳で育てるのを理想とする「母乳神話」があります。母乳が出ないお母さんが自分を責めて苦しむという話も耳にします。

でも、そもそもの目的は、赤ちゃんを健康に育てるということ。ミルクを与えて育てたとしても、結果として赤ちゃんが健康に育てばいいのです。

「アレルギーを起こしにくい」「経済的」など、母乳のメリットはさまざまに語られます。

実際、今のミルクは栄養バランスもよく、母乳に不足しがちとされるビタミンKも含まれています。それなのに、母乳というプロセスにこだわっていると、悩みが深まるばかり。「やり方はいろいろある」と柔軟に考えることが大切です。

ひとつのやり方にこだわるのはやめましょう。

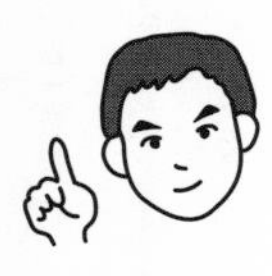

## うまくいかないのはやり方のせいかもしれない。やり方はひとつだけじゃない！

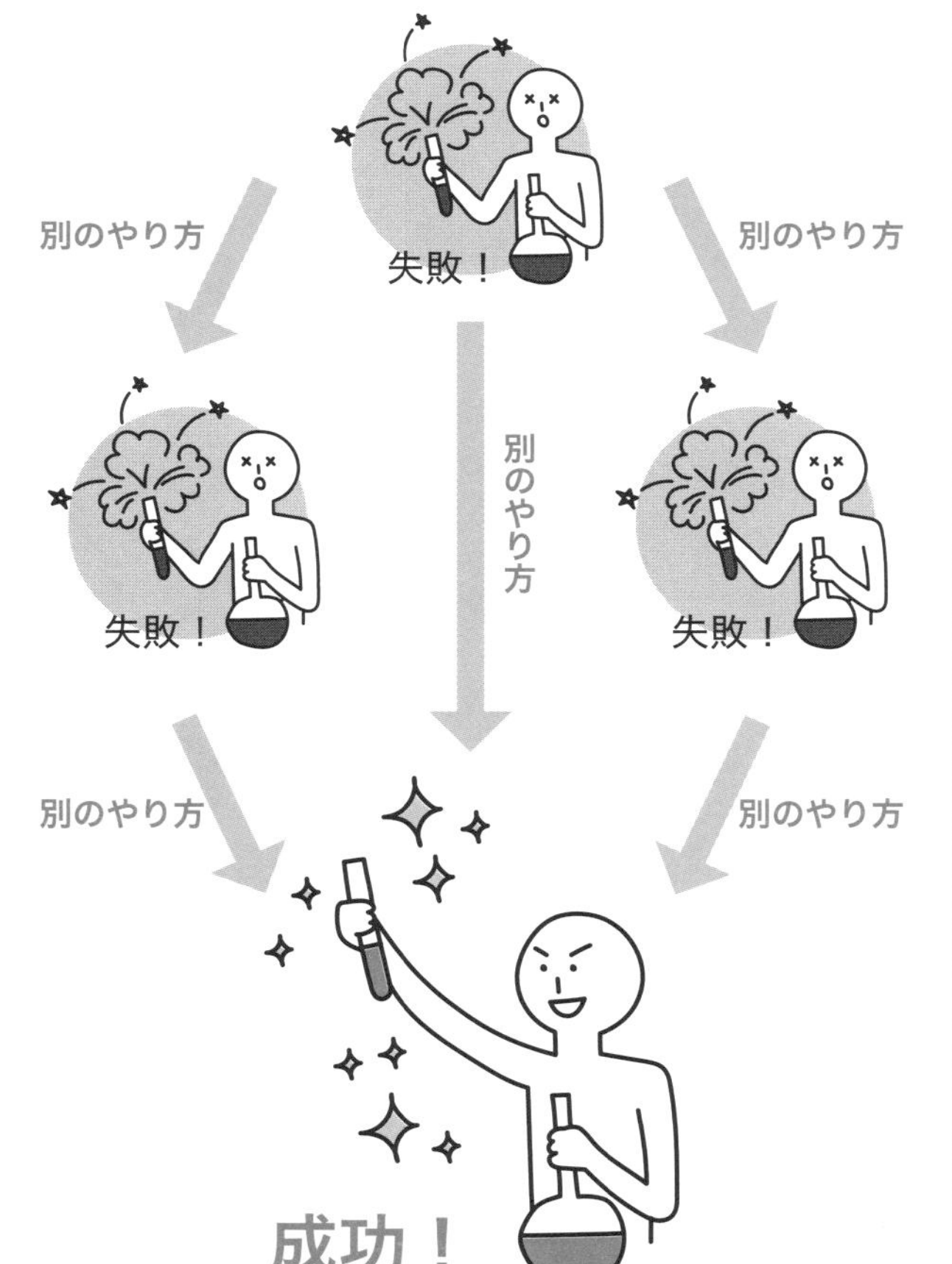

失敗！

別のやり方

別のやり方

別のやり方

失敗！

失敗！

別のやり方

別のやり方

成功！

不安に引きずられない14の方法

# 7

# 「みんないい人」と考えるとだまされにくくなる

★「みんないい人」だと思うほうがトラブルを回避できる。
★属人思考をすると、情報のまちがいに気づけない。
★属事思考のスタンスを持てば、冷静な判断ができる。

## だまされやすい人・だまされにくい人

社会心理学者の山岸俊男氏は、アメリカ人には「渡る世間に鬼はなし」と考える人が多く、日本人には「人を見たら泥棒と思え」と考える人が多いと主張していました。

世の中には困ったときに助けてくれる人がいると信じる人。

人からだまされることを警戒して、人を疑ってかかる人。

山岸氏によると、どちらが人にだまされやすいかといえば、後者です。というのも、前者の人は、「みんないい人」という感覚を持っているので、「この人はちょっと違う」「何か不穏だ」というアンテナが敏感に働きます。つまり、変化に気づきやすいのです。

これに対して、後者の人は周囲の人全員を疑っているので、本物の悪人と善人との区別がつきません。何かのきっかけで一度善人とみなすと、無条件に信じてしまいがち。結果的に、だまされるケースが多くなるのです。

ですから、**だまされる不安におびえて疑心暗鬼になるよりも、みんないい人だと思うほうがトラブルを回避できます。**

そもそも人を遠ざけるばかりでは、人を見る目は磨かれません。「お金を貸してと言われたら断る」「ホテルに誘われたら断る」といった基準をはっきり決めておけばよいのです。

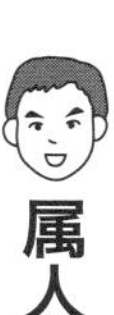

## 属人思考よりも属事思考が大切

とはいえ、信じていた人がまちがった情報を言う可能性はあります。だます意図はなくとも、ニュースソースがまちがっていたり、誤った信念から発言することもあるからです。

感情的な判断のひとつに「属人思考」というものがあります。これは社会心理学の用語で「誰が言っているか」で判断するという考え方です。

「Aさんの言っていることは正しい」「Bさんの言うことはまちがっている」。このように、判断基準が「人」にあるので、属人思考というわけです。特に、「東大の先生が言っているから正しい」などと権威のある人を信じるケースが後を絶ちません。

社会心理学者の岡本浩一氏は、属人思考と対になる考え方として「属事思考」を提示しています。「誰が」ではなく、「何を」言っているのか、「何を」したのかで判断するという考え方です。属事思考のスタンスを持てば、冷静な判断ができます。

**疑っている人のほうが**
**だまされやすいのです。**

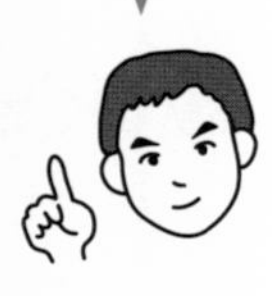

## 人を信じることは大切。しかし、情報は疑ったほうがいい

**✕ 属人思考 ➡「誰が言っているか」で判断する**

○○大学
さすが
先生の言うとおり
○○さんだから
まちがいない


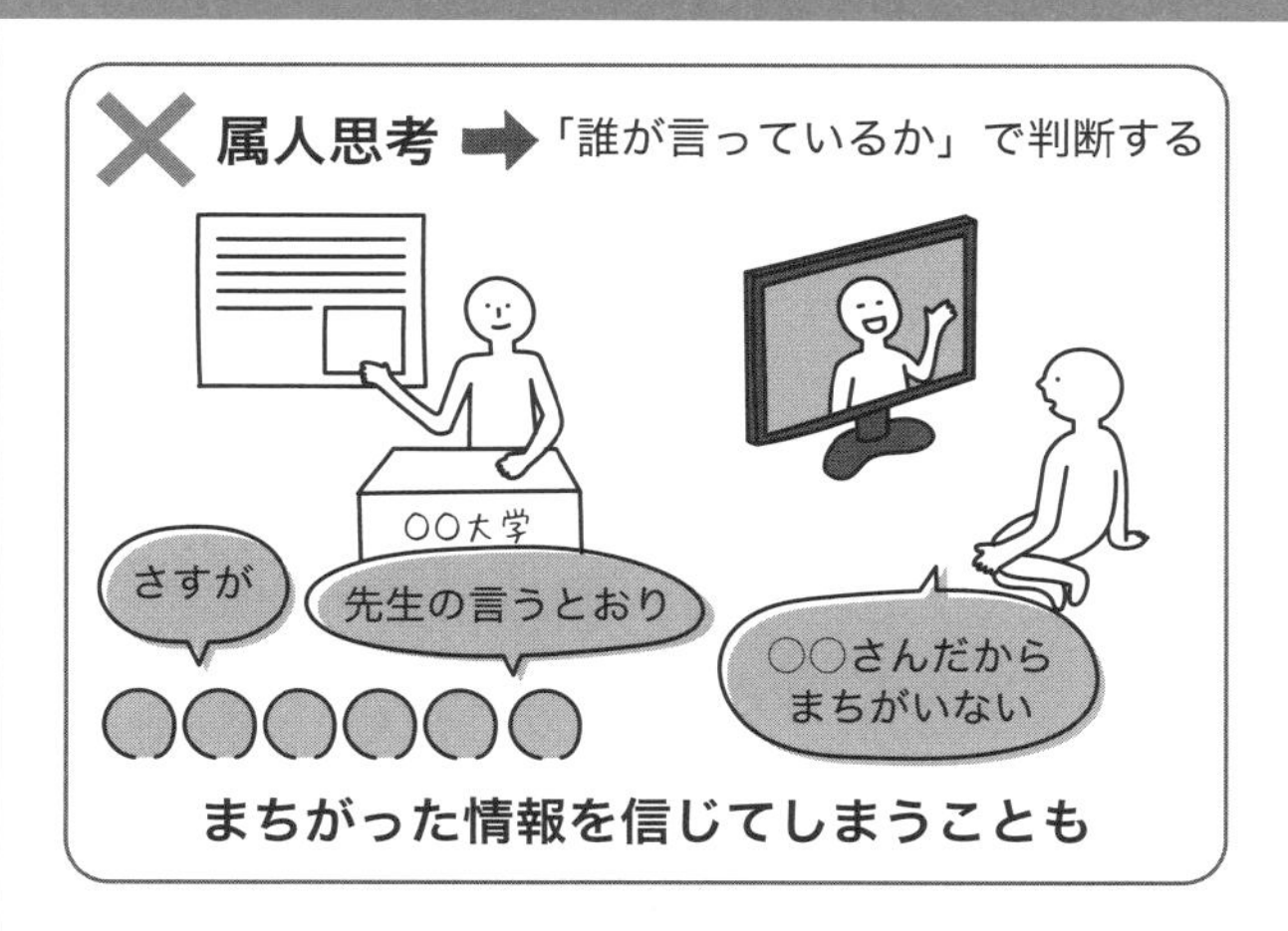

**まちがった情報を信じてしまうことも**

**○ 属事思考 ➡「何を」言っているのか、「何を」したのかで判断する**

誰だか知らないけど
いいことを言ってる
SNS
ゴミ


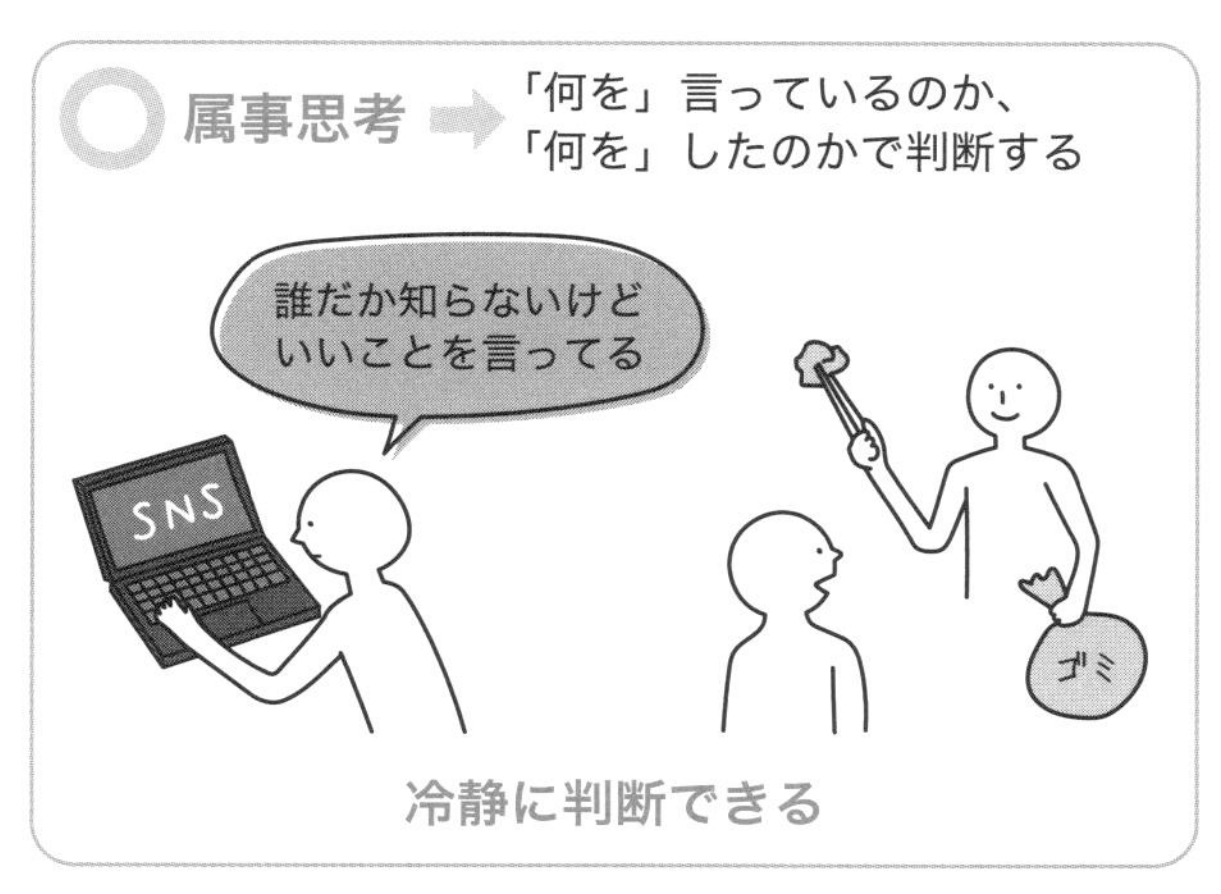

**冷静に判断できる**

不安に引きずられない14の方法

# 8

# テレビと距離を取る

★テレビで取り上げられる不安は起きないと思っていい。
★テレビはスポンサーに忖度（そんたく）するメディアである。
★自分なりにできることに取り組むことが大切。

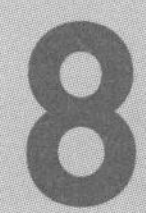

## 不安を膨らませるメディア

不安に対処するために情報を集めることは大切。でも、そのときテレビに頼るのは考えものです。ニュース番組やワイドショーは、人が不安になったり感情的になる出来事を扱うものだからです。

健康の不安、お金の不安、子育ての不安、戦争の不安、強盗や殺人の不安……。そうした不安をあおるだけあおって「他人事ではありません」と視聴者に釘を刺すのです。

ですから、テレビを見ると「うちは大丈夫だろうか」「あんなふうになったら大変だ」という不安はどんどん膨らみます。

ひとことで言ってしまえば、テレビが扱うのは偏った情報です。

たとえば、中学生のいじめ自殺をセンセーショナルに取り上げる一方で、1日55人近く起きている大人の自殺は著名人でない限りニュースになりません。

## 偏った情報は気にしないのが一番

**テレビで取り上げるニュースは常にレアケース。**「犬が人間を噛んでもニュースにならないが、人間が犬を噛むとニュースになる」といわれるゆえんです。要するに、**テレビで取り上げられるような事件はめったに起きないと思ったほうがよい**のです。

**テレビはスポンサーに忖度（そんたく）するメディア**です。たとえば飲酒運転事故が起こったとき「飲酒運転はもっと厳罰化すべき」と言うキャスターはいるかもしれません。けれども、「飲酒が楽しく心地よいものだと思わせるようなコマーシャルを規制すべき」と言うキャスターは皆無です。

また、**テレビは東京中心のメディア**です。

高齢者が交通事故を起こしたとき、撮影クルーは、東京・巣鴨のお年寄りにインタビューをします。お年寄りは「やっぱり免許は返納したほうがいい」などと答えます。東京では自動車がなくても生活に困らないのですから当然です。


テレビニュースは不安をあおります。視聴率が上がるからです。

「老後資産の危機が迫っています」「いったい政府は何を考えているのでしょうか」「私たちは何を頼りにすればいいのでしょう」。それを聞くと、不安が止まらなくなります。

だから、気にしないことが一番です。いちいちビクビクしていたらテレビの思う壺（つぼ）です。

不安にとらわれると行動できなくなります。自分なりの解決策を見つけて行動することが大事なのです。

**テレビが取り扱うのは**
**めったにないことだからです。**

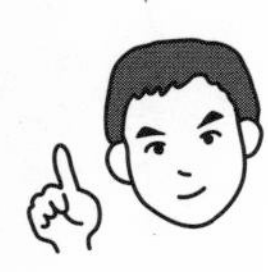

## テレビが取り上げる多くの出来事はめったに起こらない

### テレビのワナ

**1** 不安をあおる

大変なことになります

**2** レアケースを取り上げる

今、少年犯罪が
増えている!

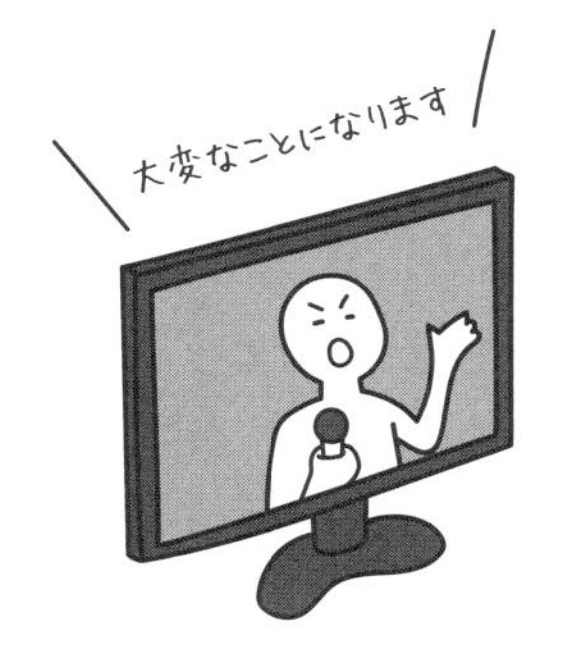

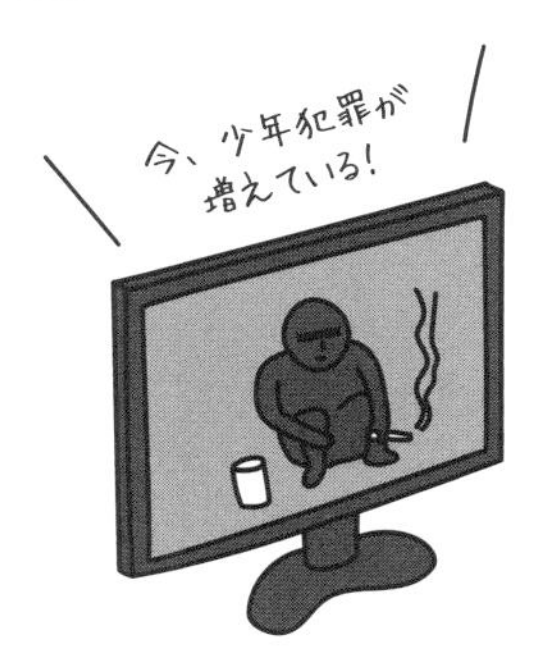

**3** スポンサーに忖度する

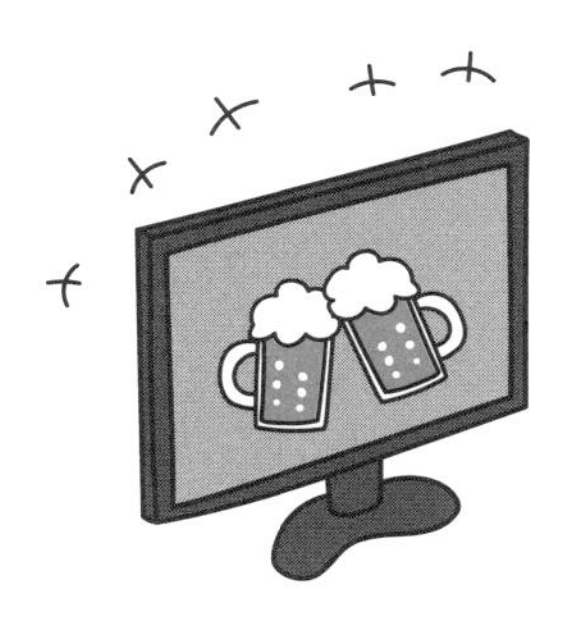

**4** 東京中心に考える

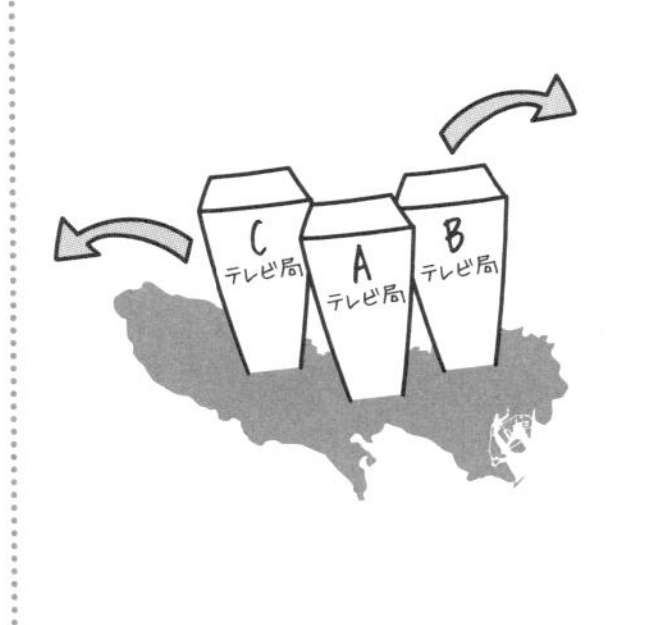

不安に引きずられない14の方法

9

# 得意なことに集中する

★苦手なことを克服して、成果を出すのは大変。
★苦手なことを避けるのは、けっしてずるい行為ではない。
★得意なことに集中してラクに成果を出そう。

## 苦手なことは後回しでOK

まじめな人ほど、苦手なことを克服しようとがんばります。がんばるのは素晴らしいことですが、結果的に苦労したり不安を深めたりすることもあります。

苦手なことを克服するのではなく、苦手なことは後回しにして、得意なことに集中するほうがよい結果が得られやすいということを忘れないようにしましょう。

東大受験でも満点を取る必要はありません。４教科５科目中４４０点満点で２２０点でも合格できる学部があります。そうわかっていれば、苦手な科目は捨ててもいいと判断できます。苦手を克服するのに使う労力を、得意を伸ばすことに使えば、はるかに大きな成果が得られます。

職場でも「できる人」と言われる人は、「営業成績がダントツ」とか「電話応対が完璧」といった一芸に秀でている人。こういう人は、得意なことに注力し、不得意なことは他人に頼んだり、さりげなく回避したりしているものです。

これはけっしてずるい行為ではありません。同じ勤務時間の中で、より多くの成果を出すにはどうするか。その前提で考え、できないことに時間を浪費しないように心がけているのです。

そもそも、自分で何でもしようと考えるのは、一種のうぬぼれです。できないことに謙虚になったほうが、よい結果が得られます。

私も、苦手なことはあきらめ、得意なことだけを選んで取り組んでいます。だから、スポーツやギャンブルには近づきません。

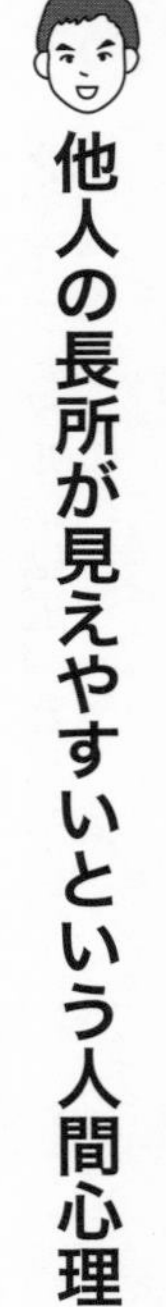

## 他人の長所が見えやすいという人間心理

人には「隣の芝生は青い」と感じる心理があります。他人を見るときには長所が見えやすく、自分を振り返るときには短所が見えやすいのです。

たとえば将棋の藤井聡太二冠の活躍を見ると、「若いのにすごいな」「それにくらべて私は……」などと思いがちです。でも、藤井二冠にだって、人に言えない悩みがあるはずです。職場の同僚や学生時代の同級生を見るときも、いいところを見てうらやましく感じます。けれども、相手にしてみたら、案外あなたをうらやましく感じているかもしれません。

アメリカでは長所を伸ばす教育が盛んですが、これは、アメリカ人も自分の短所を気にしてしまうという実験結果が出ているからだそうです。私たちにも長所を伸ばす努力が必要です。

得意なことに集中したほうが
よい結果が得られます。

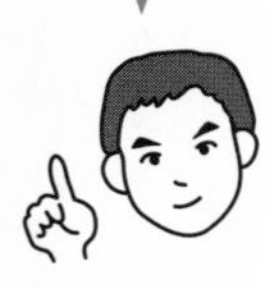

## 苦手を克服するよりも
## 得意なことに集中したほうがいい

**まじめな人**

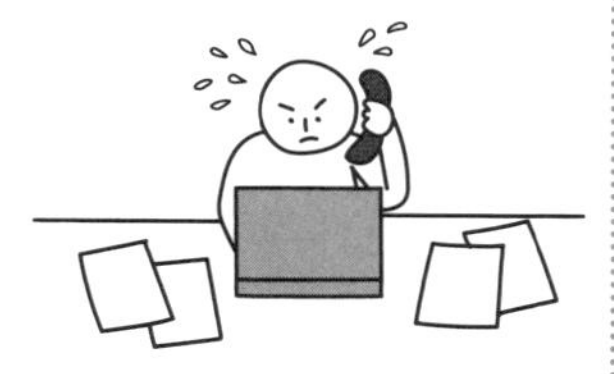

苦手なことをがんばる

↓

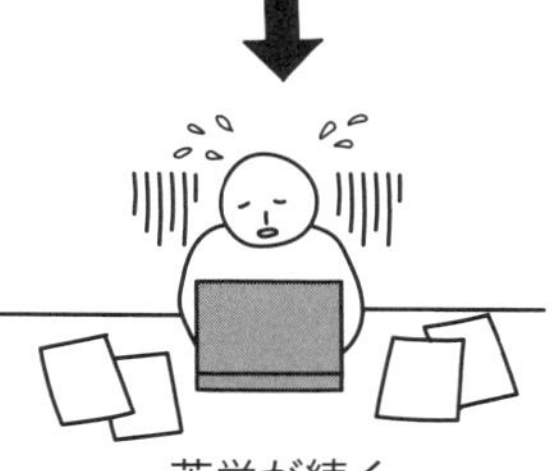

苦労が続く

↓

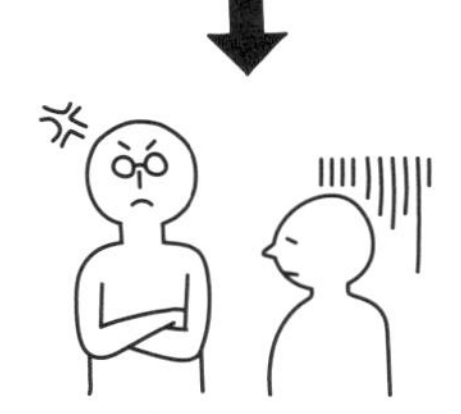

評価されない、
ますます不安に

**できる人**

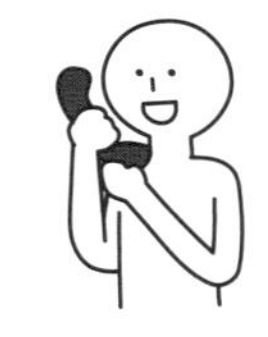

得意なことに集中

↓

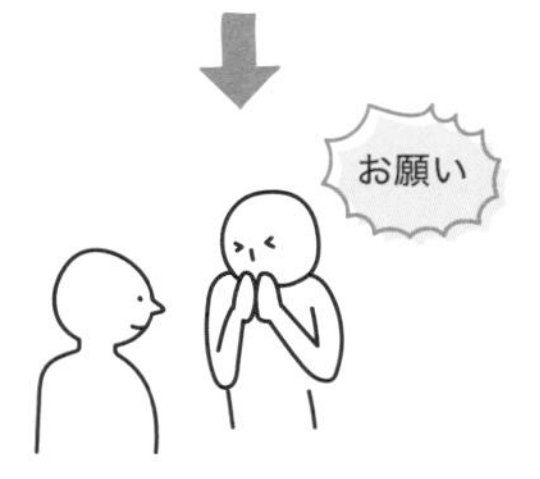


苦手なことは回避

↓

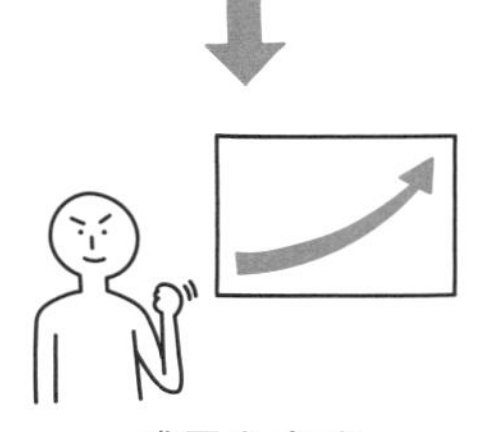

成果を出す

# 10

# 物事には2つの面があると考える

★すべての物事には二面性がある。
★悪い面ばかり見ていると、チャンスに気づけなくなる。
★物事をいい面から見る習慣をつけよう。

## 物事には「いい面」と「悪い面」がある

ポジティブに考えられれば不安に引きずられない。頭では理解していても、そううまくはいかないのが人間の心理です。

誰だってネガティブな考え方になることはあります。そんなとき友人から「ポジティブシンキングでいこうよ！」などと能天気に言われても、不安はぬぐえません。むしろ、イライラしてしまうかもしれませんね。

そこで大切なポイントがあります。無理矢理ポジティブに考えるのではなく、すべての物事には二面性があると考えて「悪い面」の裏に隠れた「いい面」を見つけることです。

わかりやすくいえば、コインの裏表のようなもの。物事には必ずいい面と悪い面がありま す。いいことと悪いことは絶対的なものではなく、見方によってどちらかが見えるのです。

たとえば、あなたがお金の不安を抱えて買い物を躊躇してしまう人だとしましょう。「こんな贅沢をしたらいつか必ず困ることになる」「欲しいからといって手に入れていたら身が持たない」などと、考えてしまう。見方によっては、みみっちい小心者にも思えます。

でも、これをいい面として捉えることも可能です。堅実に将来を考える人。ムダな消費をしないエコロジー精神の持ち主。いい面と捉えれば、その人の長所、才能となるのです。

だから、無理にポジティブ思考になる必要はありません。物事に２つの面があるなら、いい面に目を向ければいいだけなのです。

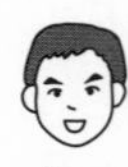

## いい面から見る習慣をつけよう

物事には2つの面があると考え、いい面から見る習慣をつける。すると、生きやすくなります。パラリンピックの選手を見ているとよくわかります。彼らは自分のハンデを自覚しながらも、自分の長所に目を向けて、それを伸ばすことに注力しています。だから競技者としても成功しますし、生き生きとしています。もし、悪い面だけ見ていたらアスリートを目指そうとは思わないでしょう。彼らから学べることは多いのです。

悪い面ばかり見ていると、チャンスがめぐってきたときに、気づかずに通り過ぎてしまいます。結果的に、いつまでも不安にとらわれます。だから、「物事には2つの面がある。別の見方はできないだろうか」と考えるクセが大切なのです。

**何事にも必ず別の見方があるのです。**

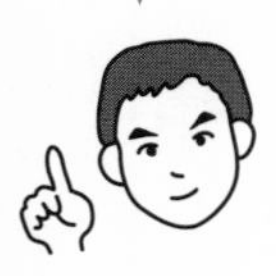

## 物事には「いい面」と「悪い面」がある。意識して「いい面」に目を向けよう

| いい面 | | 悪い面 |
|---|---|---|
| 慎重 | ⟷ | 消極的 |
| 楽天的 | ⟷ | 無計画 |
| リーダーシップ | ⟷ | 独りよがり |
| ざっくばらん | ⟷ | 礼儀知らず |
| フレンドリー | ⟷ | 八方美人 |

不安に
引きずられない
14の方法

11

# 計画には余裕を持たせて予定の変更を楽しむ

★「予定は変わって当たり前」と考える。
★予定外のイベントから人間関係や仕事が広がる。
★スケジュールを立てるときは予備日を設ける。

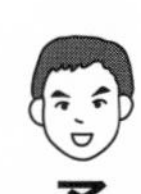

## 予定は変わって当たり前

すでにお話ししたように、大切なのはプロセスよりも結果です。よい結果を出せれば、別に予定通りのプロセスやスケジュールにこだわらなくてOK。

「予定通り」にこだわる人は、予定が狂うと焦ってパニックになります。気持ちが焦るので、どんどん効率が悪くなります。結果、ますます予定が狂うという悪循環です。

「予定は最後まで守り切る」という発想を捨てましょう。私自身、毎日スケジュールを立ててから1日の行動を始めますが、実際には就寝するまで、変更の連続です。

たとえば2時間と予定していた打ち合わせが大いに盛り上がり、1時間オーバーすることがあります。執筆途中に友人から連絡が入り、急きょ食事を共にすることもあります。私は予定外のイベントを大いに楽しみます。そこから人間関係も仕事も広がりやすいのを、経験的に知っているからです。

まずは、「予定は変わって当たり前」と自分に言い聞かせましょう。予定はあくまでも目安。予定が変わっても、どこかで帳尻を合わせればいいのです。

臨機応変に動ける人は、チャンスに恵まれます。さまざまな出会いや経験を得るので、人間的にも成長します。

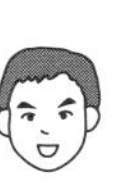

## 予備日を設けておくという知恵

予定を立てるときには、変更を前提にすることが大切です。

たとえば資格試験の合格を目指していて、1週間で問題集を50ページ進めるとき、単純に7日で割り、1日約7ページとするのは危険です。私なら、1週間分を5日で割り、月曜日から金曜日まで1日10ページ進める予定を立てます。

勉強を始めれば、「風邪を引いた」「残業で時間が取れない」など、予定外のことが起きます。金曜日までに40ページしか進めないこともありえます。

そんなときは、土曜日に残りの10ページを進めればいいのです。さらに、日曜日はその週の復習にあてる。そうすれば、1週間での予定が狂わない上に、復習までできます。

つまり、**スケジュールを立てるときは、予備日を設けるのが鉄則。**余裕を持ったスケジュールを立てて、急な変更も楽しんで受け入れられるようにするのがいいのです。

**予定を守るより**
**よい結果を出すことが大切です。**

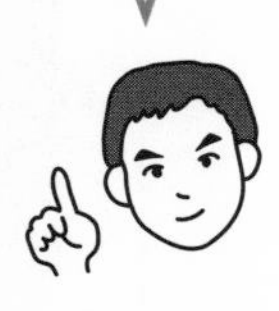

## 予定は変わって当たり前。柔軟に対応することが大切

| | |
|---|---|
| 朝 | 資料作成が長引く |
| 昼 | 急なミーティング |
| 晩 | 誘われてセミナーに参加 |

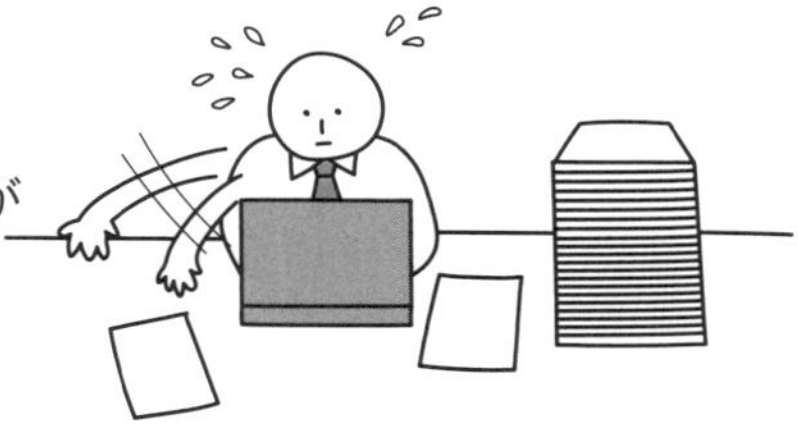

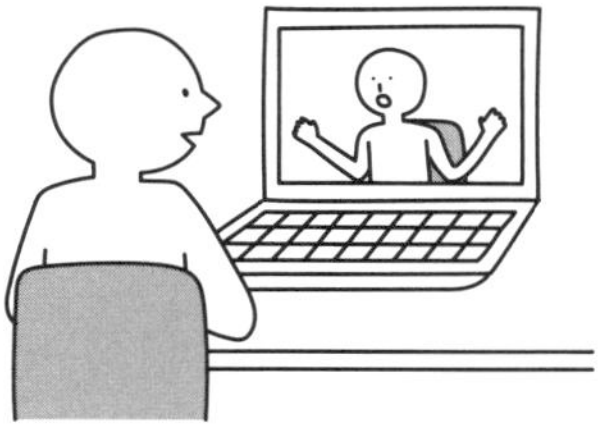

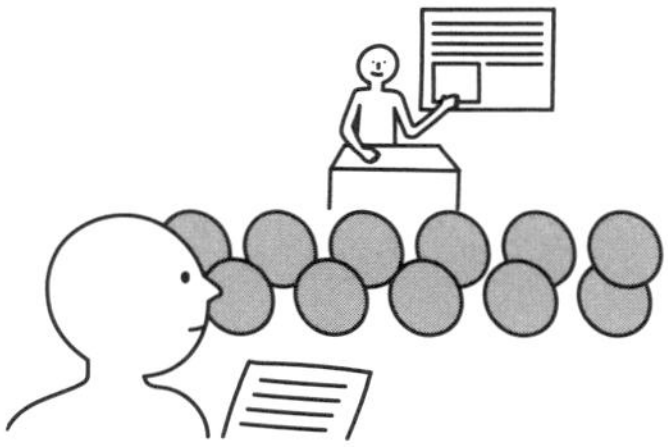

12

# 他人はそれほど自分を見ていないと知る

★他人はそれほど自分のことを見ていない。
★今の自分を素直に受け入れて大切にする。
★自分が成長するための行動を取ることが大切。

## 他人はそこまであなたを見ていない

私は、講演会などでちょっとした実験を行うことがあります。聴衆の前で10分くらいお話ししてから、いったん演台の裏に隠れ、ジャケットで上半身を覆ってから再び姿を見せるのです。

「さて、私はどんな柄のシャツを着ていたでしょうか?」

もちろん正確に記憶している人もいます。でも、ほとんどの人が、まちがった答えを口にします。ネクタイをしていないのに「青いネクタイをしていた」と自信満々に言う人もいるくらいです。つまり、服装であれ言動であれ、人は他人のことをそれほど真剣に見ていないのです。

不安を抱えやすい人は、人の視線に敏感です。他人が自分をどう見ているか、こんな発言をしたら嫌われるのではないかなど、考えすぎるあまり、おびえています。

他人の視線が気になるせいで、思うように行動できない人もいます。しかし、行動しなければ何も変わりません。何度でも言いますが、周囲の人はそれほど暇ではありません。あなたが思うほど、あなたに関心を持って注目してはいないのです。

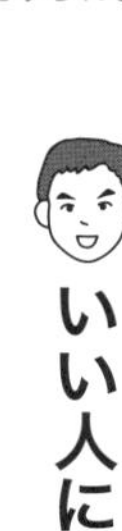

## いい人に見られるために必要なこと

他人の視線がとても気になるという人は、その裏に「自分がいい人に見られたい」という強い願望を持っています。だったら、不安におびえるより、その願望を満たすことを考えるべきです。

あなたが一番大切にすべきは、あなた自身です。いい人に見られるために必要なのは、相手の目を気にして動くことではありません。仕事でいい結果を出すこと、周りの人が困っているときに手を貸してあげることなどが本当に必要なことなのです。

人の視線を気にするあまりに、商談や会議の場などで必ず萎縮してしまう人がいます。何か場違いなことを言ってしまわないかと、不安に思うあまり、ほとんど何も話さず終わってしまいます。

こういう人は、完璧主義者です。面白く、見識に富んだ会話をしないといけないと思いつつ、自分にはそこまでの力量がないと思う。だから、いつもビクビクしてしまいます。

これを克服するには、今の自分を素直に受け入れること。その上で、自分が成長するための行動を取ればいいのです。

人は他人をそれほど真剣に見ていません。

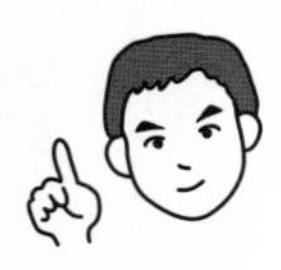

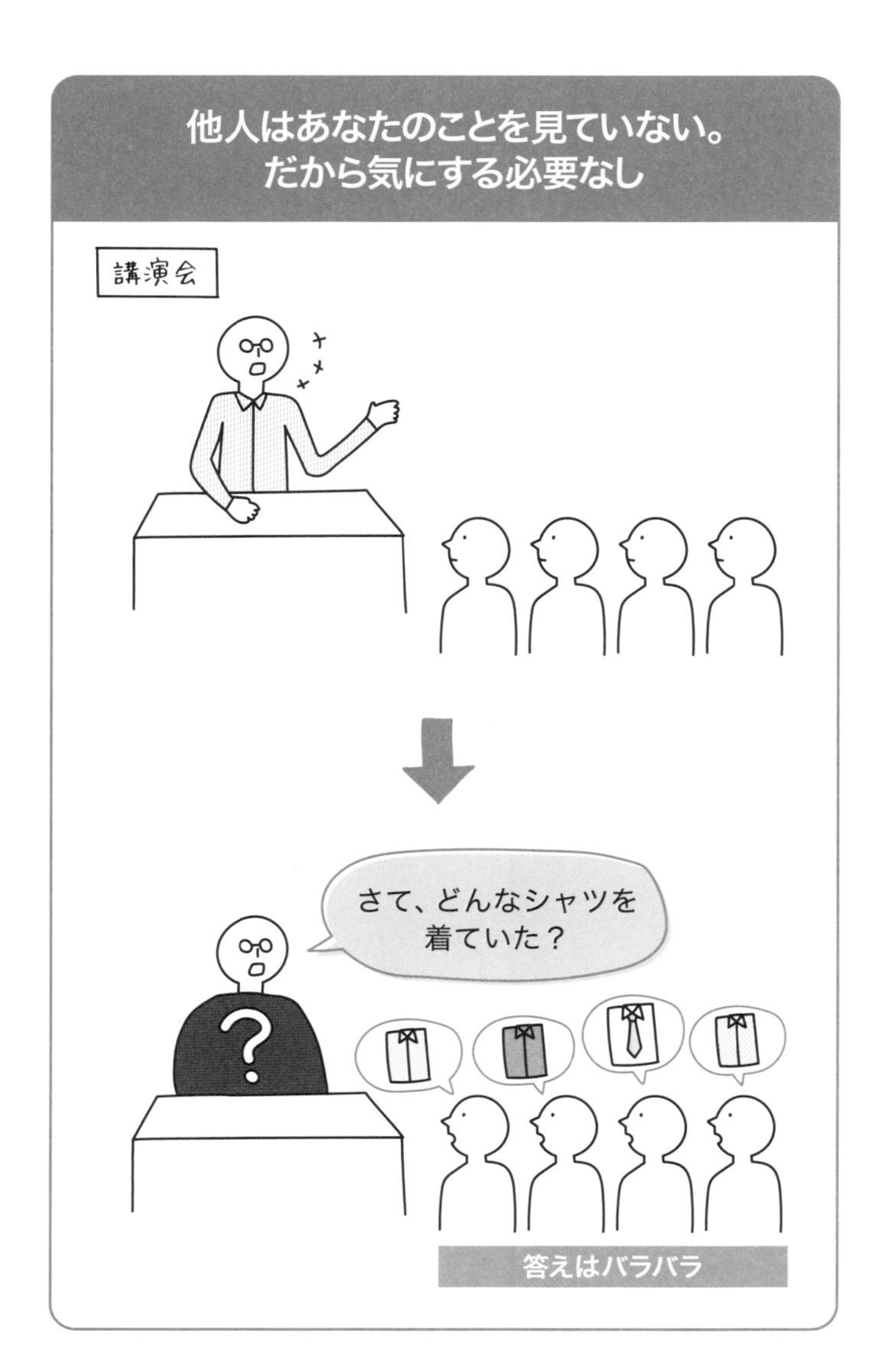
他人はあなたのことを見ていない。
だから気にする必要なし
講演会
さて、どんなシャツを
着ていた？
答えはバラバラ

不安に
引きずられない
14の方法

# 13

# マニュアル通りやってみる。それから改善する

★物事にはやってみて初めてわかることがたくさんある。
★最初は既存のやり方（マニュアル）に従うのが原則。
★試行錯誤して、最善のやり方を見つけることが大切。

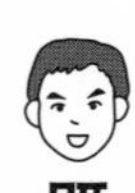

## 既存のやり方を参考にしたほうがラク

考えると不安になる。でも、やってみたら不安が解消されたり、対処法がわかったりします。要するに、物事には、やってみて初めてわかることがたくさんあります。

たとえば、転職して未経験の仕事に携わることになったとします。職場の先輩からマニュアルをレクチャーしてもらい、上司や同僚からアドバイスをもらいながら、見よう見まねで

仕事に取り組みます。

でも、すぐにはうまくいきません。こんなとき、マニュアルやアドバイスを無視して、自分の思い通りに進めればよいのでしょうか。私は、やはり素直にマニュアルやアドバイスに頼るべきだと考えます。

マニュアル主義は、否定的に捉えられがちです。もちろんマニュアル一辺倒では、うまくいかない時代です。ただ、不慣れなことに取り組むときには、まず既存のやり方に従ってみるのが原則です。

マニュアルは便利です。これまでにうまくいった方法がマニュアルとしてまとめられていくからです。マニュアル通りにやってみた上で、必要ないと思われることはやめて、自分がやりやすいように改善していけばいいのです。

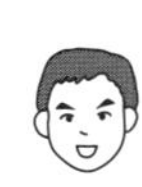

## マニュアルを改善しながら使う

私たち精神科医は、フロイトやアドラー、ロジャーズなど、さまざまな先人の理論や考え方を学んでいます。

ただし、学んだ理論をマニュアルのように扱うわけではありません。患者さんの反応を無視して、ひとつの理論にこだわってカウンセリングをしても、無理が生じます。患者さんが怒り出したり、症状が悪化したり、反応は人それぞれだからです。

そこで、ひとつの理論にこだわらず、柔軟に姿勢を変えます。相手の反応を見ながら、話し方や質問を変えていきます。

患者さんの反応がよくないときには、やり方がよくなかったと判断し、適宜、別の手法を選択します。これを柔軟にできる人が、優秀なカウンセラーといえます。

大切なのは、既存のマニュアルをもとに、試行錯誤しながら最善のやり方を見つけていくこと。やってみてうまくいかないなら、改善すればいいのです。

柔軟に改善ができる人は、何をやってもうまくいく人です。

**何事も不慣れなうちは既存のやり方に従いましょう。**

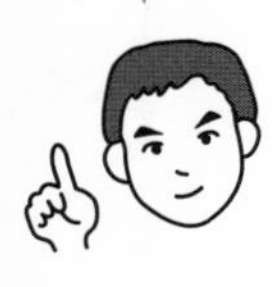

## 最初からうまくいかなくてもいい。試行錯誤して最善を見つけよう

### 1 まずはマニュアルを参考にする

マニュアルがあるなら
参考にしたほうがラク

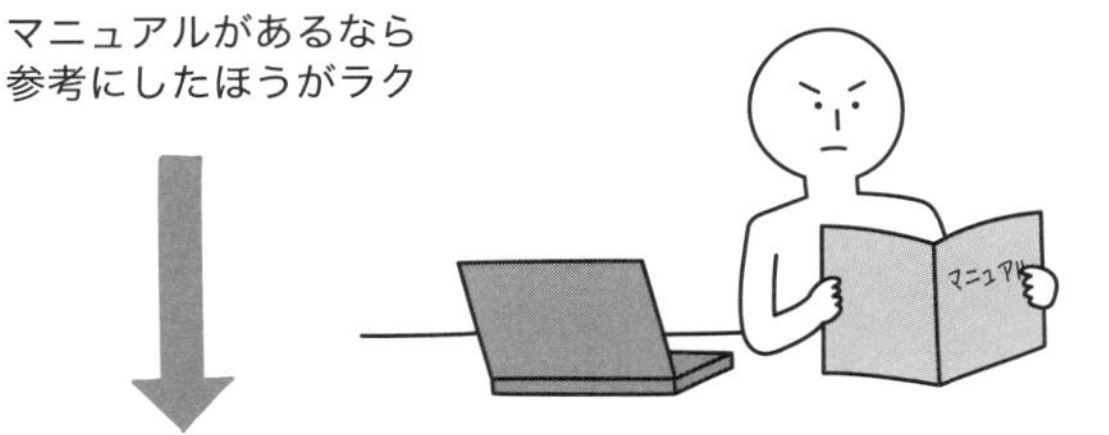


### 2 やり方を改善する

必要ないことはやめて、
やりやすいように変える

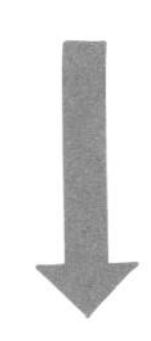

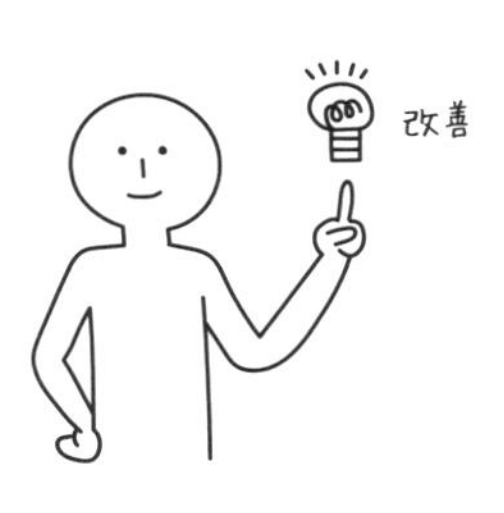


### 3 最善のやり方を見つける

試行錯誤の結果、
ベストなやり方を実行

不安に
引きずられない
14の方法

# 14

# 別に失敗したっていい

★人は他人の失敗をすぐ忘れてしまうもの。
★失敗を何度も経験すると、失敗が怖くなくなる。
★失敗を一人で抱え込む必要はない。

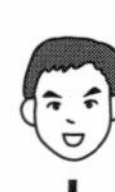

## 人は失敗するのが当たり前

資格試験の受験でも、起業でも、競争である以上、必ず勝ち負けがつきまといます。一生を通じて、すべてのチャレンジに成功するという人はごく一部。たいていは失敗を経験するのが人生です。

一度失敗したからといって、絶望する必要はありません。一番よくないのは、失敗を恐れてチャレンジをやめてしまうこと。やってみなければ何も変わりません。失敗したとしても何かを学んで、もう一度チャレンジすればよいのです。

発明王のエジソンは、「私は失敗したことがない。ただ、1万通りの、うまくいかない方法を見つけただけだ」という言葉を残したといわれています。

私の同級生にも、中学受験に失敗した後、高校受験で私と同じ学校に入学。そのまま東大の医学部をトップクラスで卒業し、同期で一番早く教授になった人がいます。失敗をバネに成功をつかみ取った好例です。

失敗を何度も経験すれば、免疫のようなものができます。失敗が怖くなくなります。「負けてもともと、勝てれば儲けもの」と、軽い気持ちでチャレンジできるようになります。失敗しても、またやり直せばいい。そうやって再チャレンジを続けていたら、いつか必ず成功できます。

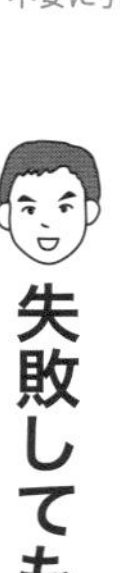

## 失敗しても大したことはない

よく、失言やスキャンダルで辞意を表明したり、罷免されたりする大臣がいます。

そのときはマスコミにも大きく取り上げられ、多くの人から非難されますが、何年かすれば選挙に当選して国会に戻ってきます。そして、当たり前のような顔で議員を続けています。つまり、人は他人の失敗をすぐに忘れます。けっして感心できる例ではないですが、少なくとも失敗を引きずらなくていいという教訓を伝えてくれます。

また、たとえ会社で大きな失敗をしても、クビになることはまずありません。

そもそも、失敗が自分一人の責任であるケースは、ほとんど考えにくいといえます。

仕事は基本的にチームで取り組むものです。上司と部下では責任の度合いは異なるものの、失敗したらみんなに責任があるはず。

だから、失敗を一人で抱え込もうとしなくても大丈夫です。

一度失敗しても
絶望する必要はありません。

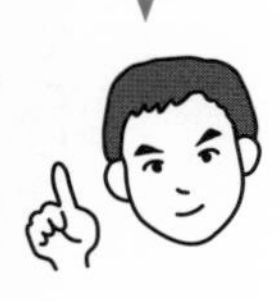

## 人生に失敗はつきもの。失敗を恐れずチャレンジしよう

**失敗のメリット 1**
よりよい方法を学ぶことができる

次はいける！

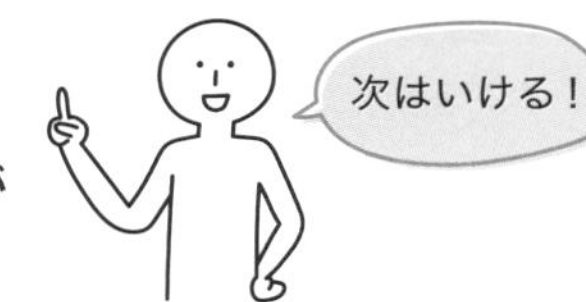

**失敗のメリット 2**
失敗に対する免疫ができて、怖くなくなる

ダメでもともと

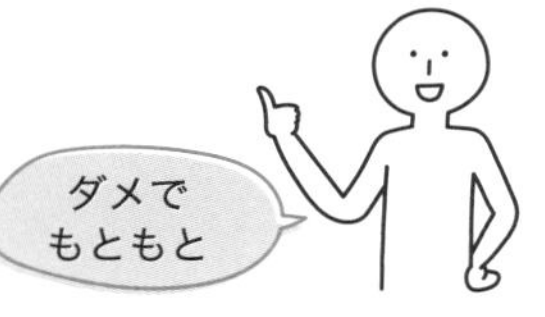

**失敗のメリット 3**
続けていればいつかは成功できる

やったー！

**失敗のメリット 4**
すぐに忘れ去られる

君、失敗したっけ？
覚えてないのね

**失敗のメリット 5**
一人で責任を負わなくていい

責任

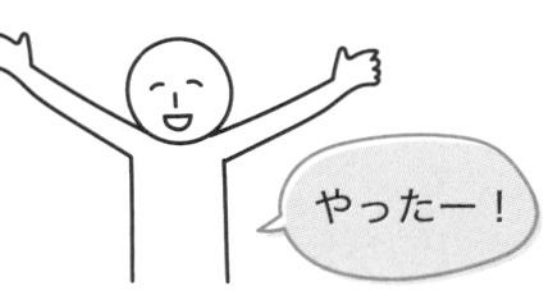

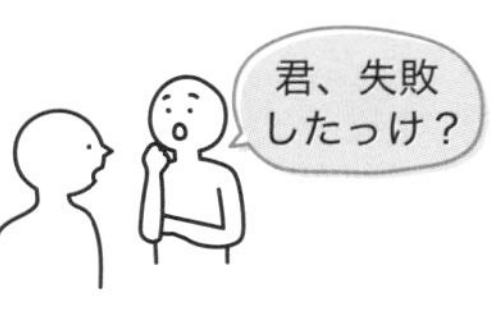

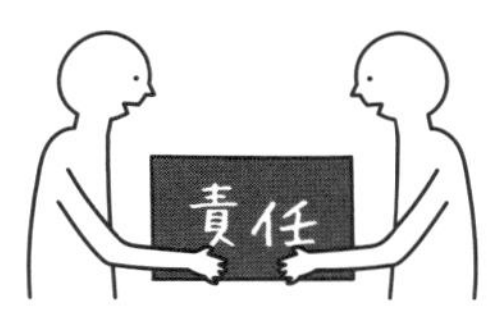

# 不安と上手に向き合うためのドリル❷

## 問題1 不安で悩んでいるときはどうする？

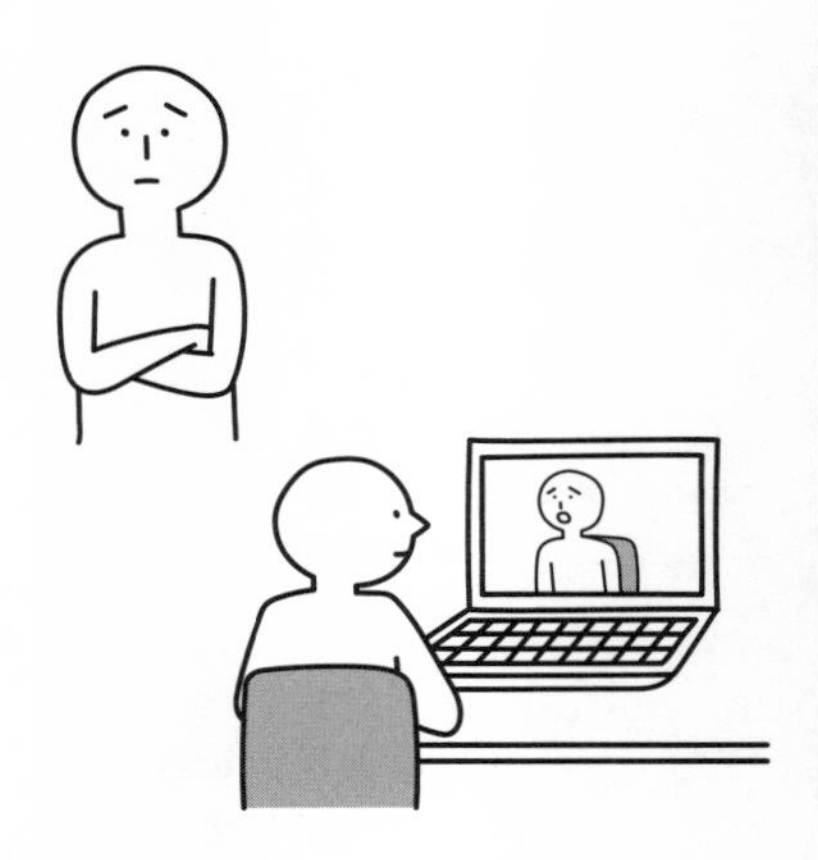

**A** 誰にも言わず
1人で悩む

**B** 誰かに
相談してみる

## 問題2 同じやり方で失敗したらどうする？

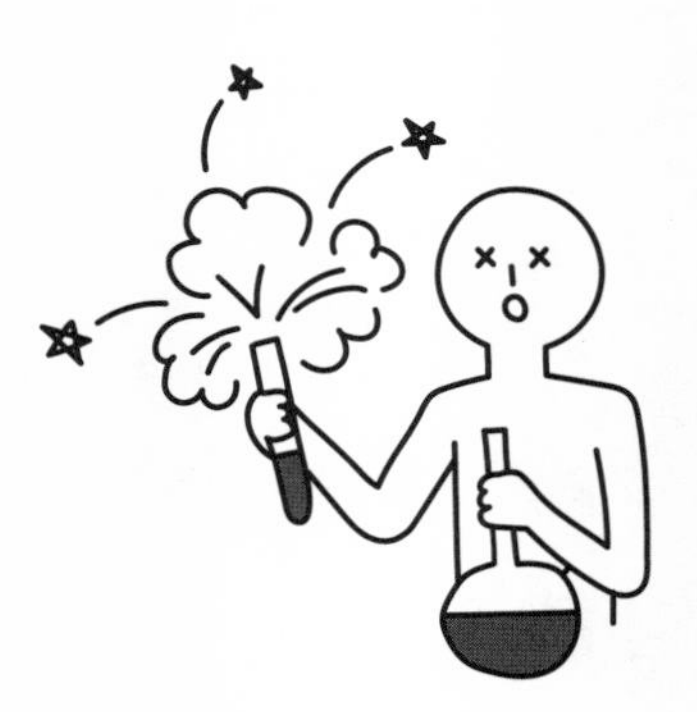

**A** 別のやり方で
チャレンジしてみる

**B** 同じやり方を
成功するまで
続ける

答え
問題1 B (→76ページ)
問題2 A (→92ページ)

## 問題 3 情報はどのように判断する?

**A** 「誰が言ったか」で判断する

**B** 「何を言ったか」で判断する

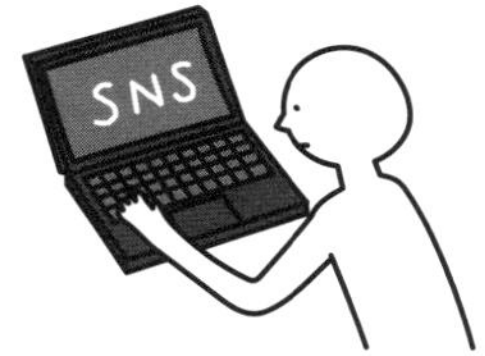


## 問題 4 テレビの情報をどう捉える?

**A** 取り上げられることはめったに起きない

**B** 信用して、不安を感じる

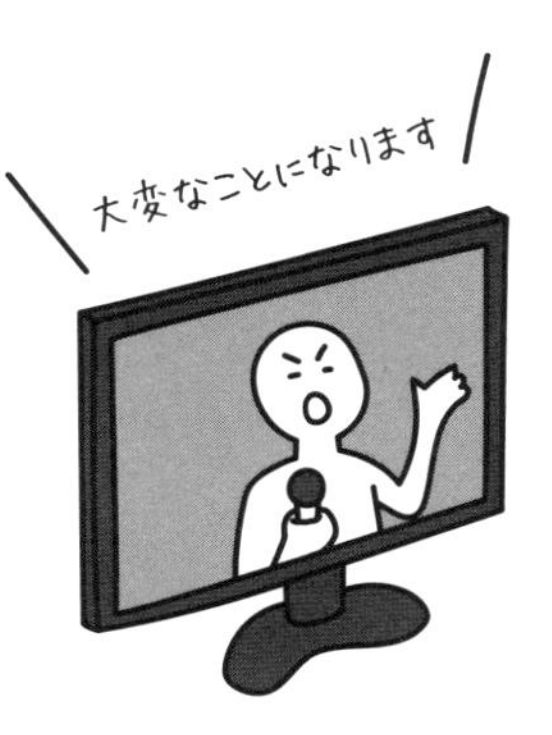


答え
問題3 B (→96ページ)
問題4 A (→100ページ)

## 問題5 成果を出すにはどうすればいい?

**A** 苦手なことを克服する

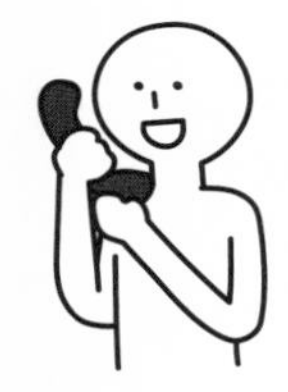

**B** 得意なことに集中する

---

## 問題6 最善のやり方を見つけるには?

**A** マニュアルをもとに改善する

**B** マニュアルを無視して自己流を編み出す

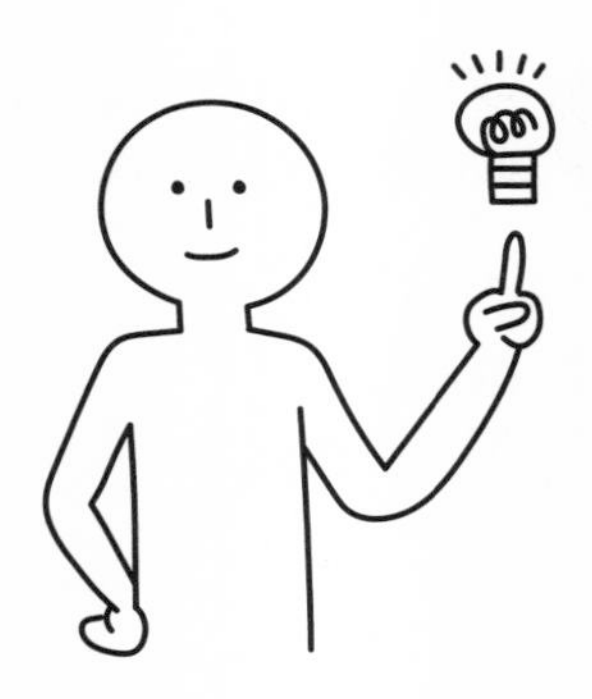

---

答え

問題5 B (→104ページ)

問題6 A (→120ページ)

# 第3章

# 平常心で生きる10の方法

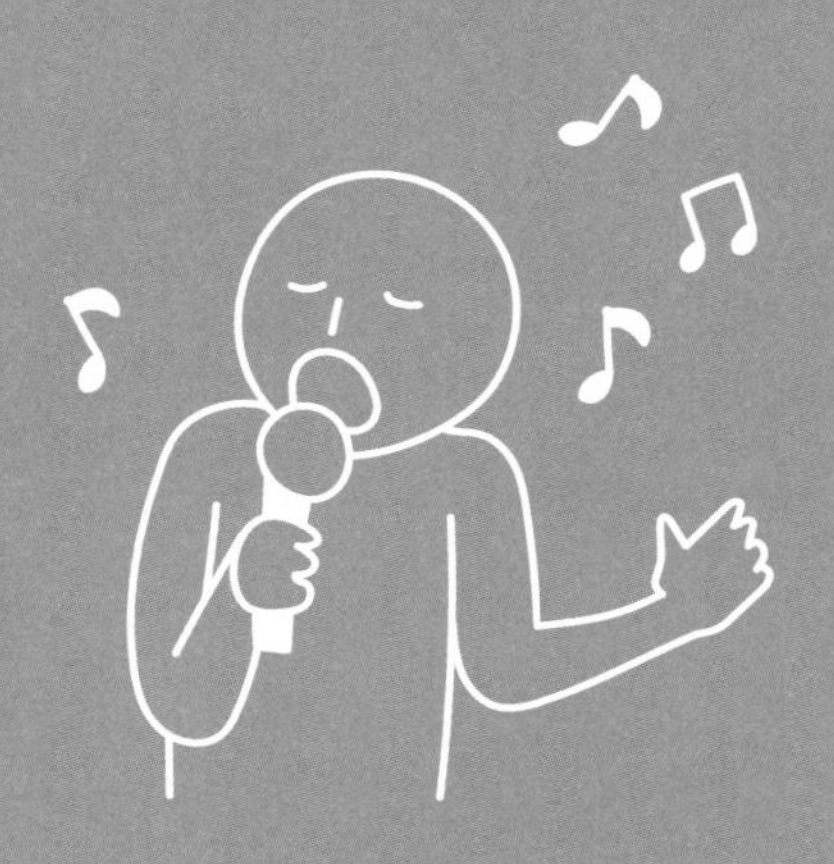

POINT 5

## 自分が安心できる居場所をつくる

職場や学校しか居場所がないと、
自分の言いたいことを
主張できなくなりがちです。

➡150ページ

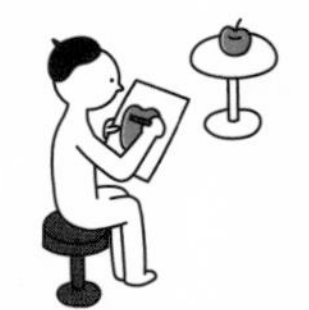

POINT 6

## 不安を実際に書き出してみる

書き出すことで、
「できること」と
「できないこと」が
明確になります。

➡154ページ

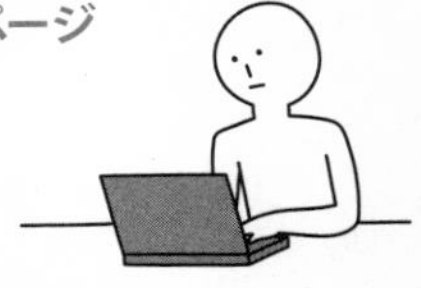

POINT 7

## 自分とは違う環境にいる相談相手を持つ

不安に対して客観的な意見を
述べてくれる人が1人いると
別の見方ができるように
なります。

➡158ページ

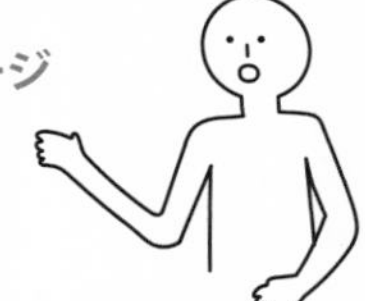

POINT 8

## 1週間ひたすら何もしない

1週間何もしないと、
何かがしたくて
たまらなくなります。

➡162ページ

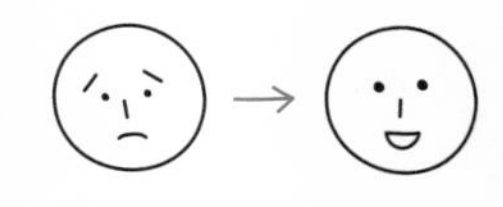

POINT 9

## ありのままの自分で生きる

人間は自分を
コントロールできません。
ありのままでいることが、
不安に対する
賢い対処法です。

➡166ページ

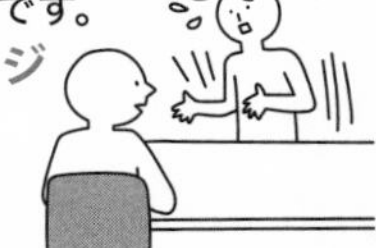

POINT 10

## 日常的に楽しみになることを持つ

楽しんでいるときは不安から
心が解放されます。

➡170ページ

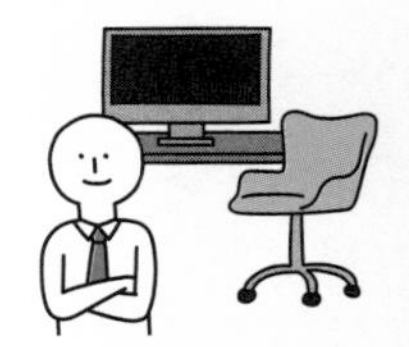

平常心で毎日を生きる

# 10のポイント

生きている限り、不安がなくなることはありません。
どのみち不安はつきまとうと受け入れると、
平常心で生きることができます。

**POINT 1**

## まずは行動を起こしてみる

行動を起こして可能性が
増えることはあっても、
マイナスになることは
ありません。

➡134ページ

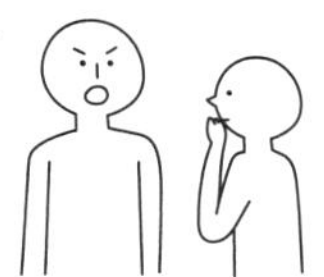

**POINT 2**

## できることから取り組む

変えられないことをなげいても
仕方ありません。
できることを見つけて
取り組みましょう。

➡138ページ

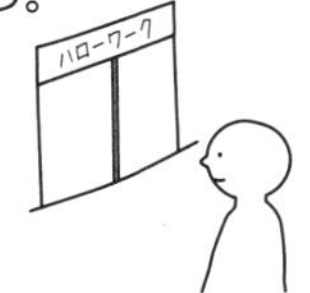


**POINT 3**

## やるべきことに集中する

やるべきことに
集中しているときは
不安を忘れて
しまいます。

➡142ページ

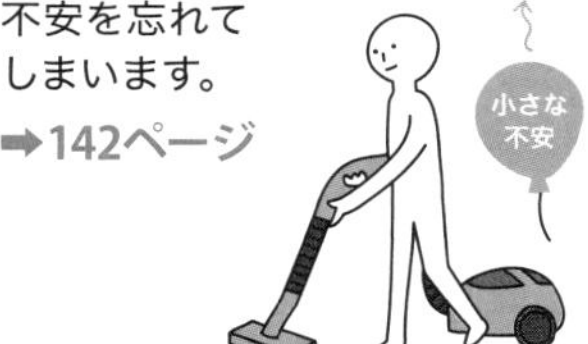


**POINT 4**

## 孤独を楽しむ時間をつくる

他人に気をつかって疲れるなら、
孤独を楽しむ時間を
持てばいいのです。

➡146ページ

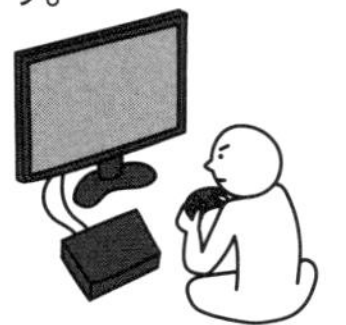

平常心で
生きる
10の方法

# 1

# 不安があっても、とにかく行動してみる

★生きている限り不安はなくならない。
★行動を起こして、可能性がマイナスになることはない。
★不安でもとりあえず行動することが大切。

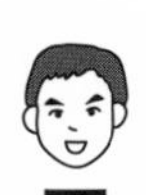

## 不安がなくなることはない

不安感情が強い人は、どうにかして不安を取り除こうとします。あるいは不安に打ち勝つ強い心を持とうとします。

でも、生きている限り、不安がゼロになることはありません。森田正馬は、平常心を「純な心」と表現しています。ひとことで言うと、どのみち不安はつきまとうのだと気づき、不

安があるままに生きるという考え方です。

不安なままでも、とにかく行動してみることが大切です。たとえば、好きな異性を目の前にして、声をかけられない人がいます。振られたらどうしようと、不安のあまり身動きが取れない状態です。

でも、声をかけない状態は、振られているのとまったく同じ。私は以前「東大に合格するなんてすごい。私にはできません」と言う人に「受験しなければ合格しなくて当然ですよ」とお答えしたことがあります。

ずいぶん嫌みな発言に聞こえたかもしれません。でも、事実は事実。誰だって、受験をすれば１％でも合格の可能性は生まれます。何もしないより、はるかな前進と言えます。異性に告白して、仮に振られたとしても、そこではじめてあきらめればいいのです。少なくとも好意を持っていることを伝えられたのですから、これは悪いことではありません。もしかしたら何年後かに急接近する可能性が生まれたとも言えるのです。

行動を起こして、可能性が増えることはあっても、マイナスになることはないのです。

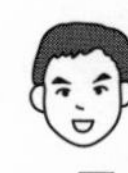

## 「やってみればなんとかなる」は真実

Cさんは、友人から結婚式のスピーチを懇願され、引き受けることにしました。もともと人前で話すのが苦手なCさん。原稿を用意し、何度も練習しましたが、不安は解消しません。結局、不安なまま当日を迎え、壇上に立ちました。しかし、実際に壇上に立ってみると、スポットライトが向けられているせいで、列席している人の顔が見えません。自然に肩の力が抜けました。

つっかえながらも一生懸命なCさんの飾り気のない話し方は、むしろ好印象を与えたようです。素敵なスピーチとなりました。

「やってみればなんとかなる」。これがCさんの率直な感想です。「案ずるより産むが易し」とはよく言ったものです。

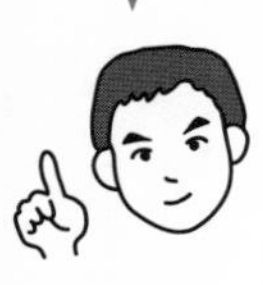

## 不安はあってもOK。<br>不安があるままで行動してみよう

### 行動しないと何も変わらない

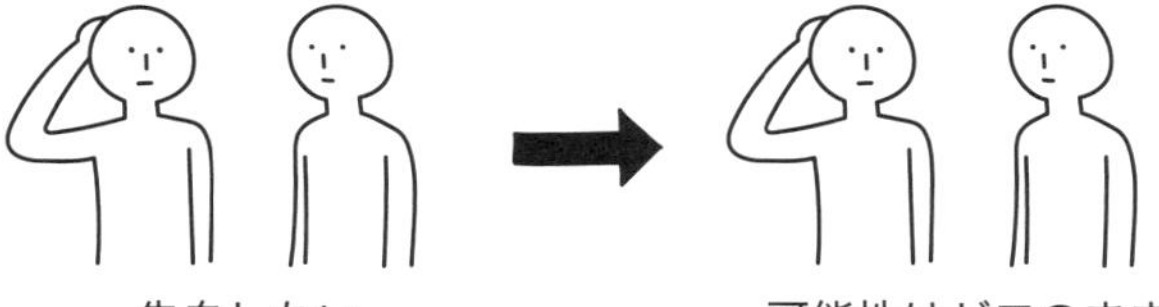


### 行動すると可能性が生まれる

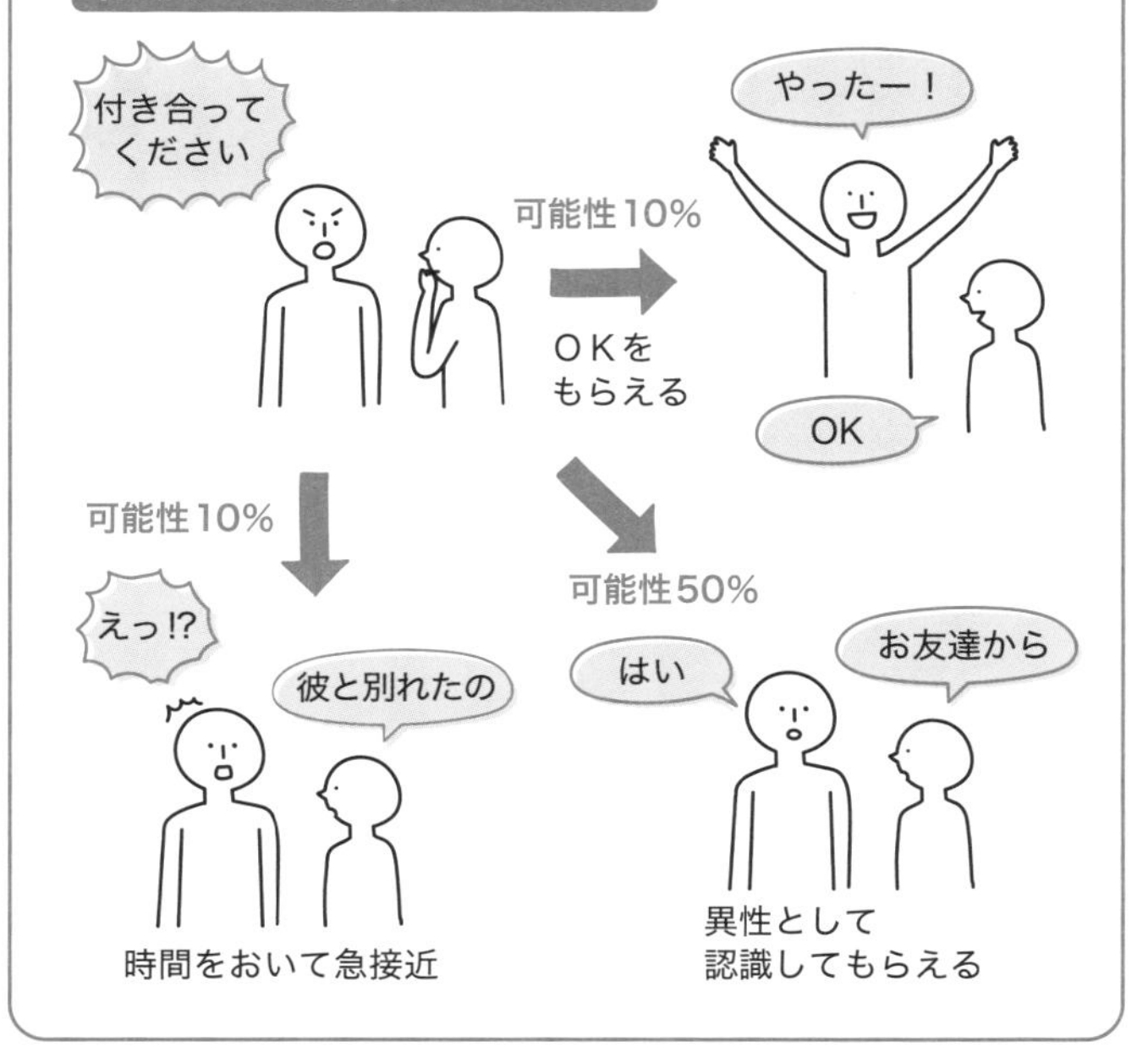

平常心で生きる10の方法

# 2

# 変えられないことは受け入れる

★「変えられること」と「変えられないこと」に分ける。
★「変えられること」だけに積極的に取り組む。
★最初から難問には取り組まず、簡単なことから手をつけよう。

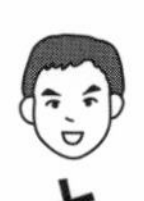

## とにかくできることだけやる

不安なときに心がけるべき大原則があります。とにかく、できること・変えられることに注目するということです。解決できないことを悩んで何も行動しなければ、不安がどんどん大きくなるだけだからです。

たとえば、人前に出ると顔が赤くなることに悩んでいる人がいます。その人は顔が赤くなるせいで、人付き合いがうまくいかないと考えています。

これまで、いろいろ努力してきましたが、どうしても顔が赤くなってしまう。その場合は、顔が赤くなることは受け入れて、人に好かれるための別の努力をするべきです。話し方を変える、小ぎれいな服装をするなど、できることはたくさんあります。

どんな人だって、万人から好かれるのは無理。私だって、一度も会ったことのない人から、一方的に嫌われていることは少なからずあります。会ったことのない人に嫌われるのはどうしようもありません。

でも、今関係している人たちにもっと好きになってもらう努力はできます。私が友人・知人を集めてワイン会を開く理由のひとつがそこにあります。

会社が倒産して失業したときも同じです。先行きが不安なのは当然ですが「失業した」という過去は変えられません。

しかし、未来の可能性は無限大です。友人に相談する、資格試験にチャレンジする、ハローワークに行ってみる……。できることは、たくさんあります。

変えられないことをなげく時間があるなら、できることを見つけて行動しましょう。

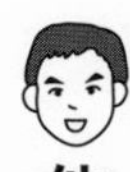

## 他人を変えようとがんばらない

「変えられないこと」の中でも最も大きなものが他人です。たとえば、職場にどうしても反りが合わない人がいて、いつも理不尽なことを言ってくるとしましょう。「こんな人と仕事をし続けるのか」と思うと、それだけで不安な気持ちになります。

しかし、**他人は変えられません。変えられるのは自分だけです。**この場合は、自分の仕事だけに集中する、相手とできるだけ関わりを持たないようにする、もしくは上司に相談して異動の希望を伝える、などの解決策を見つけるのが一番です。

**人生を好転できるのは「変えられること」に着目して変える努力をしている人なのです。**

解決できないことを
悩む必要はありません。

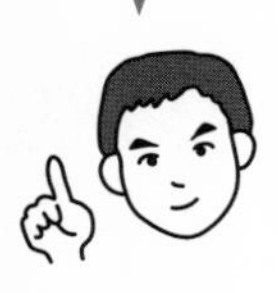

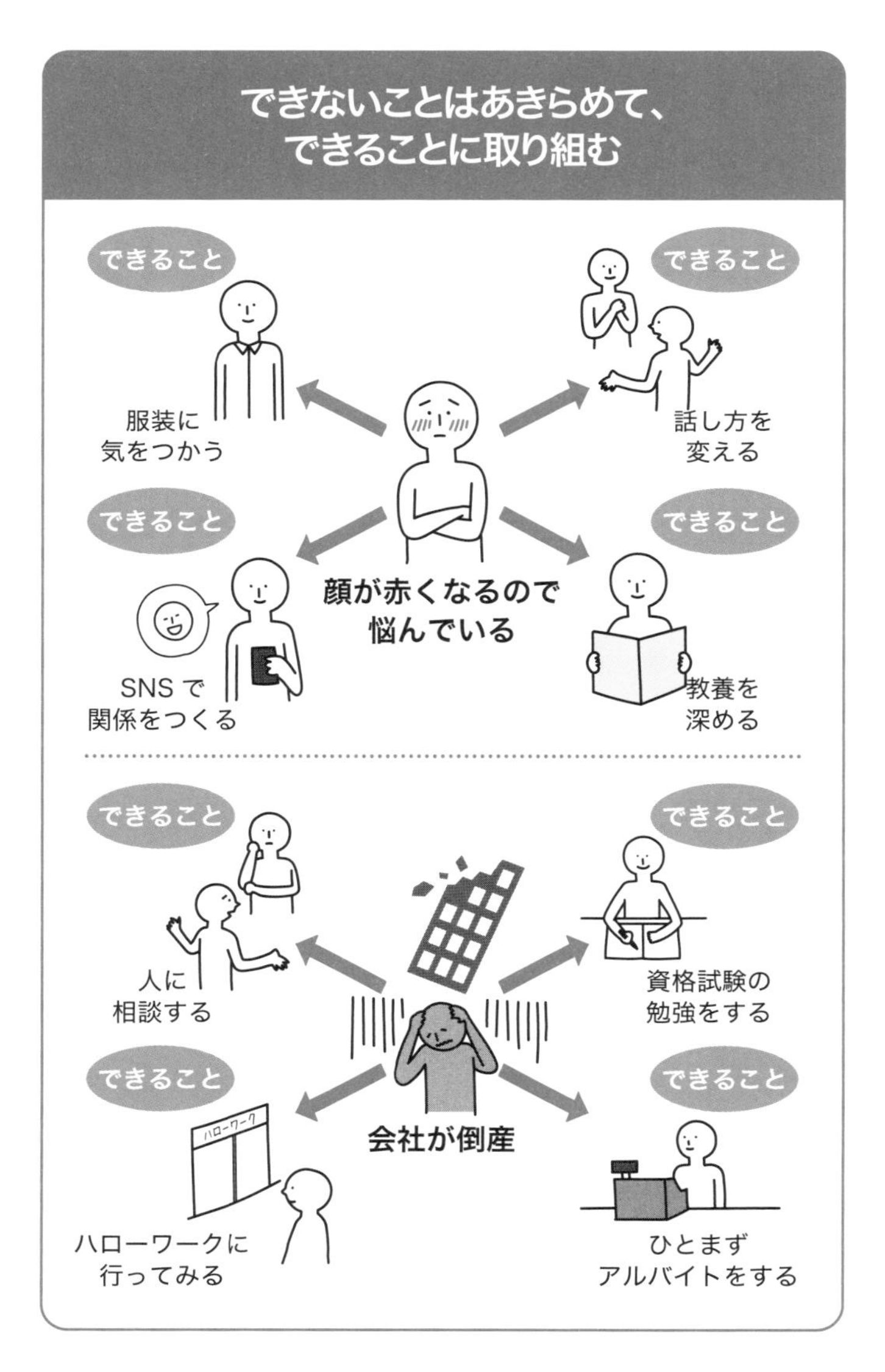
できないことはあきらめて、
できることに取り組む
できること
服装に
気をつかう
できること
話し方を
変える
できること
SNSで
関係をつくる
できること
教養を
深める
顔が赤くなるので
悩んでいる
できること
人に
相談する
できること
資格試験の
勉強をする
できること
ハローワーク
ハローワークに
行ってみる
できること
ひとまず
アルバイトをする
会社が倒産

平常心で
生きる
10の方法

3

# 小さな不安を放っておかない

★「小さな不安」を放置しておくと、どんどん気が重くなる。
★不安でも、やるべきことをきちんとやる。
★やるべきことに集中すると、不安が気にならなくなる。

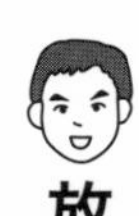

## 放置するとつらくなる「小さな不安」

私たちは毎日の生活の中で「小さな不安」を抱えることがあります。

小さな不安とは、大した問題ではないとわかっていながら、ときどき思い出しては胸を締め付ける不安のこと。心に刺さったトゲのようなものです。

たとえば、友人から借りたままのＤＶＤ。「返さなきゃいけないけど、ついつい忘れていたなあ」。そう思い出すと、みるみる不安が膨らみかけます。「相手は怒っているかもしれない」「距離を置かれるかもしれない」と考え、気が重くなります。

ここで、「思い切って返そう」と小さな決心をして返却したらどうでしょう。友人は、「貸していたのも忘れていたよ」と言うかもしれませんし、「ちょっと返すのが遅いじゃないか」と言うかもしれません。

ただ、確実なのは自分の気持ちがすっきりすることです。モヤモヤと抱えていたものが一気にクリアになり、心に平穏が戻ります。

小さな不安の一つひとつは、取るに足らない問題です。でも、その小さな問題に振り回されるのも事実です。

小さな不安に気づいたら、そのとき思い切って解決してしまいましょう。それが平常心を保つコツのひとつです。

## 毎日やるべきことに集中する

それでも不安感は消えないかもしれませんが、不安を行動しない言い訳にしてはいけません。不安に引きずられない人は、自分の不安を認めた上で、やるべきことに集中しています。

仕事なら、メールをチェックする、取引先に電話をかける、会議資料をつくるなど、やるべきことはたくさんあります。

家庭の主婦なら、子どもの世話をする、掃除や洗濯をする、夕食の買い物をするなど、やはりやるべきことがあふれています。

不安だから何もしないというのでは、生活が回らなくなります。しかも、ますます不安に気持ちが行くだけ。

一方、やるべきことに集中しているときは、不安を忘れています。ひとつ小さな用件を片付けると、ホッとした気持ちになります。「今日も1日がんばったな」と、ちょっとした充実感も得られます。そうしているうちに、不安は気にならなくなっているものです。

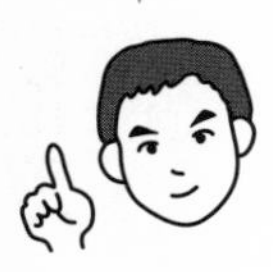

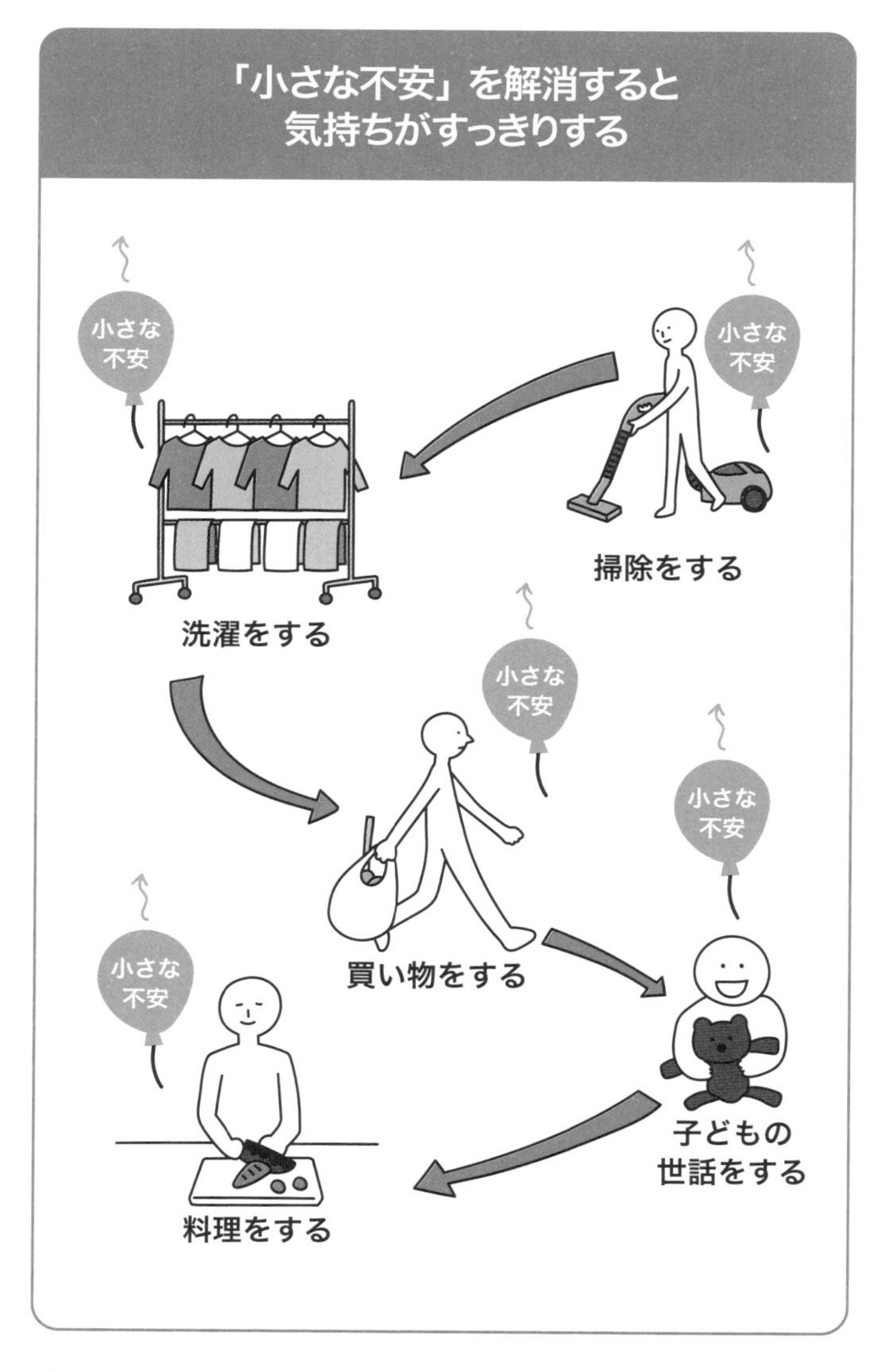
「小さな不安」を解消すると
気持ちがすっきりする
小さな
不安
小さな
不安
掃除をする
洗濯をする
小さな
不安
小さな
不安
買い物をする
小さな
不安
子どもの
世話をする
料理をする

平常心で生きる10の方法

4

# 自分の世界を大切にして孤独な時間を楽しむ

★仲間はずれを恐れる必要はない。
★孤独な時間を楽しむことも大切。
★一人の時間が充実していると、他人に合わせる必要がなくなる。

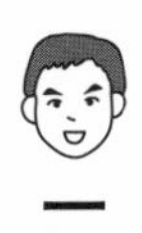

## 一人になることは意外に楽しいこと

今の若い人たちを見ていると、他人から仲間はずれにされるのを極端に恐れているように感じます。仲間はずれを恐れ、ＳＮＳ上で必死につながったり、学校や職場で周りの人と調子を合わせたりしています。

しかし、仲間はずれを恐れる必要はありません。仲間はずれにされたら、一人の時間を有意義に過ごせばいいのです。

一人の時間は誰だって持っています。会社の人たちも学校の同級生も、一人になるときはあります。一人でご飯を食べたり、電車に乗ったりしています。一人暮らしをしている人もいます。

たしかに、職場や学校で過ごす時間は長いですが、全体から見ればあくまでも一部。けっしてすべてではありません。

一人の時間を積極的に楽しんでいる人はたくさんいます。

一人で旅行を楽しむ人もいれば、一人で映画を観るのが好きな人もいます。今は一人カラオケや一人焼き肉も一般的。「一人は自由でいいなあ」「好きなことを好きなだけできる」。そう感じている人は、孤独を否定的に捉えていません。むしろ伸び伸びした気分で過ごしています。

一人の時間を楽しめる感性は、誰にでもあるはず。いつも他人に気をつかって疲れているなら、孤独を楽しむ時間を持てばよいのです。

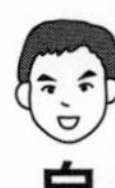

## 自分の世界を持てば自由になれる

部屋にこもってずっとゲームやアニメを楽しんでいる人は、孤独な生活を送っていると言われがちです。でも、こういう生活が悪いとは思えません。

好きなことに熱中して時間を過ごせるのですから、他人に気をつかってがまんを重ねる生活より、はるかに自由で充実しています。中には、ゲームやアニメを究めてプロとして収入を得るようになる人もいます。むしろ幸せといってもいいくらいです。

コミュニケーションが苦手でも、一人で充実した時間が得られれば、無理に周囲に迎合する必要などないのです。一人でさみしいとか仲間はずれにされるとかの心配も無用です。

これは自由で不安に引きずられない生き方です。大切なのは人に合わせることでなく、自分の世界を持つことなのです。

孤独を楽しむ時間を持ちましょう。

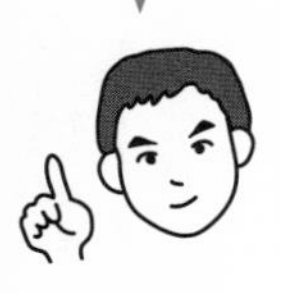

## 一人で楽しむ時間を持とう。仲間はずれを恐れる必要なし

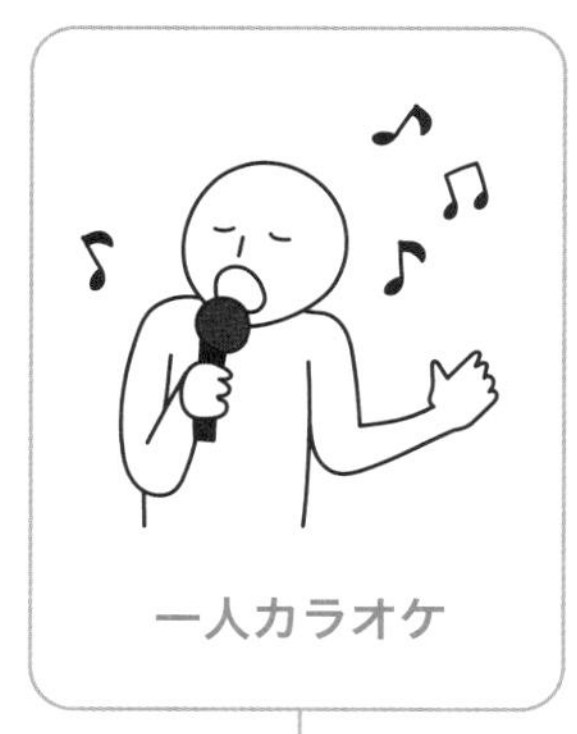
一人カラオケ

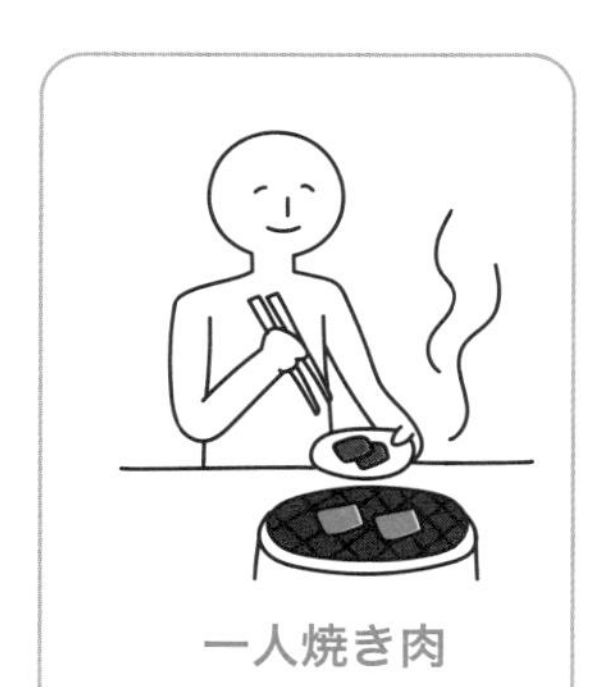
一人焼き肉

**自分の世界を持てば一人は気楽**

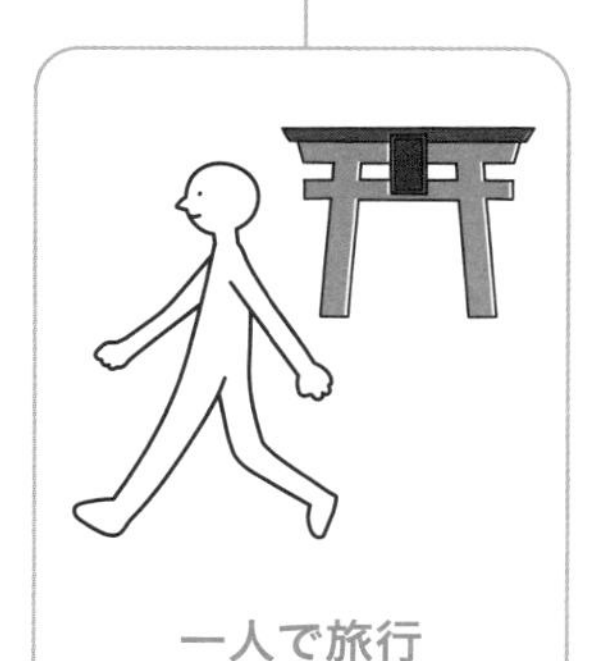
一人で旅行

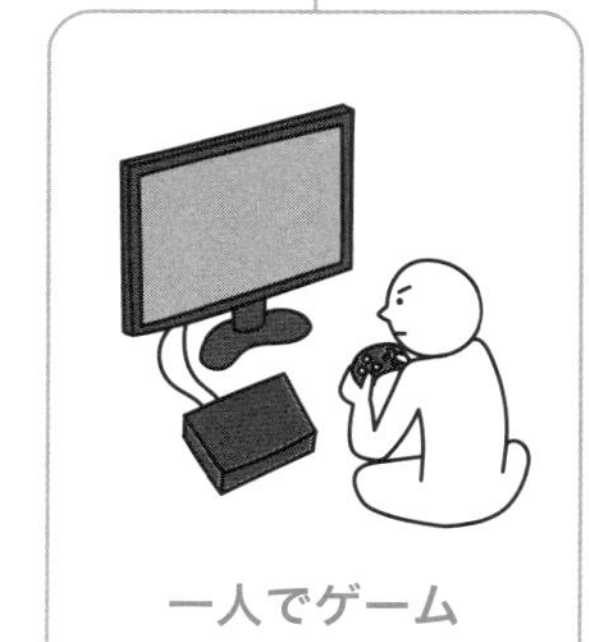
一人でゲーム

平常心で
生きる
10の方法

# 5

# 職場以外の居場所をつくる

★職場や学校以外の居場所や逃げ場をつくろう。
★他にも居場所があると思えば、言いたいことを主張できる。
★複数の居場所を持つと、不安が小さくなる。

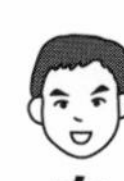

## 自分の居場所はひとつだけではない

前述したように、自分の居場所がひとつしかない人は、不安に引きずられやすくなります。たとえば「職場がすべて」だと、「職場で嫌われたら終わり」だと考えざるを得なくなるからです。

一方で「職場は居場所の中のほんの一部」と考える人には余裕があります。嫌われるのを恐れず、自分の言いたいことが主張できるので、職場は居心地のよい場所になっていきます。だから、職場や学校以外に居場所や逃げ場をつくることが大切です。

たとえば、職場の人間関係は仕事上の付き合いだと割り切って、距離を取る。誘われても飲み会などには参加せず、家族との時間を大切にするというのもひとつの方法です。

家庭に居場所がない場合は、趣味の習い事やサークルに参加するのもよいでしょう。

ビジネスマンのDさんは、週に二度、仕事が終わってからオンラインの英会話レッスンを受講するようになりました。その英会話教室は、2~3人の生徒同士でディスカッションしながら会話力を磨くシステムです。

参加しているのは、自分と同世代のビジネスマン。仕事で似たような悩みを抱える者同士、すぐに意気投合。クラスが終わってからも、ちょくちょくコミュニケーションを取るようになりました。

「TOEICで高得点を取って、海外勤務の夢をかなえる」

「外資系企業に転職する」

お互いに夢を語り合うのは、とても楽しい時間です。英会話レッスンを受講し始めてから、Dさんは職場や家庭で感じていた息苦しさがなくなっているのに気づきました。

安心できる居場所が見つかったことで、不安に引きずられなくなったのです。

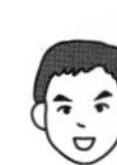

## 居場所ができれば不安は小さくなる

別に、新しい人間関係を求めなくても大丈夫です。大切なのは、職場や学校以外に自分の居場所を持っているかどうか。

スポーツジムで、一人黙々と汗を流す。ボランティアで地域の清掃活動に参加する。そこに自分の世界があれば、過ごし方など自由です。

複数の居場所を持てば、心の中の不安は小さくなります。不安と一定の距離を持って過ごすことができます。

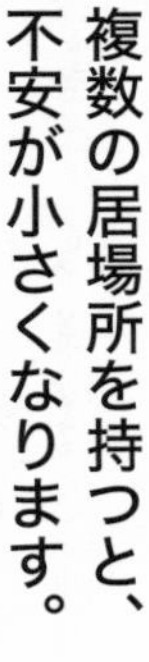


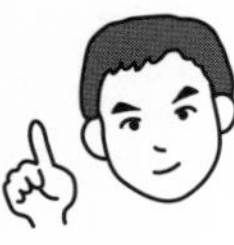

## 職場一辺倒の人は他の居場所を探してみよう

職場にしか居場所がない人

ここがなくなると
行き場がない…

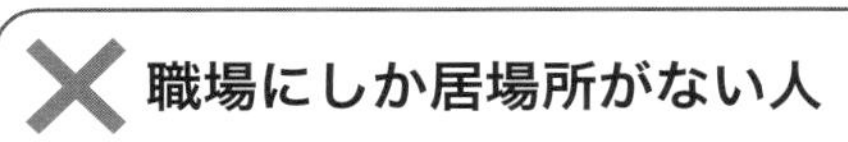

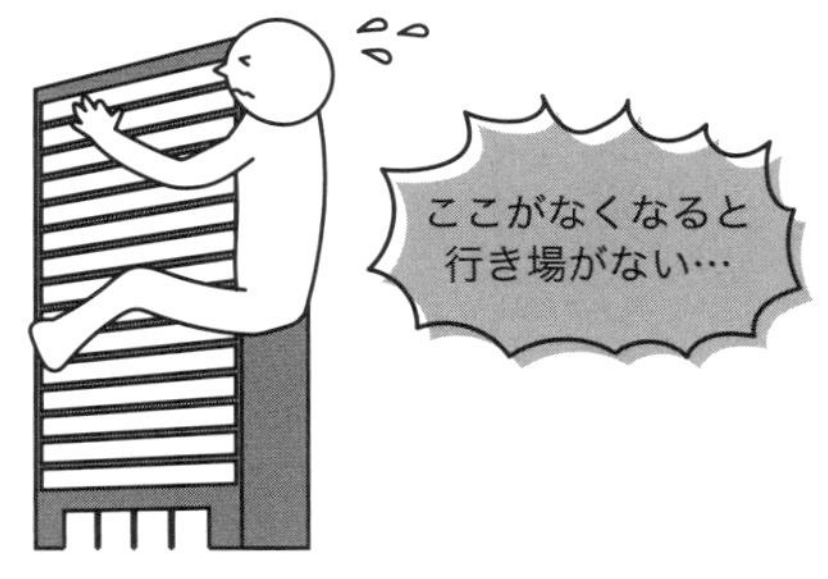

追いつめられやすく、不安に引きずられやすくなる

### ○ 複数の居場所を持っている人

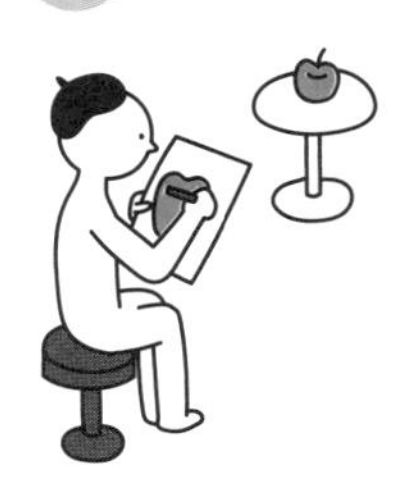

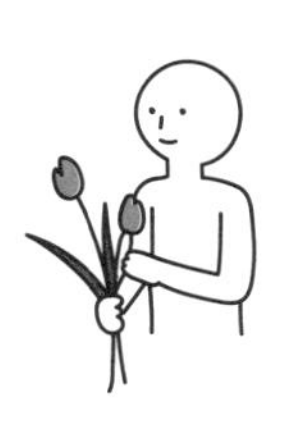

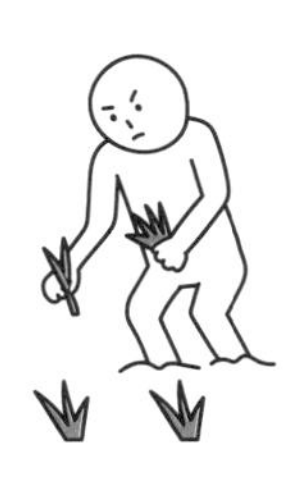

趣味　習い事　ボランティア

精神的な余裕を持つことができる

平常心で生きる10の方法

# 6

# 具体的に書き出してみる

★不安なことを書き出すと冷静になれる。
★悩みの中でも「できること」に積極的に取り組もう。
★事実と思考を分けて日記を書こう。

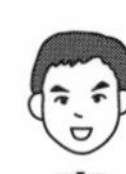

## 書き出してみると整理できる

不安と向き合う上では「不安を具体的に書き出してみる」ことが有効です。

不安を書き出してみると、まず「解決できること」と「できないこと」が明確になります。さらに、確率の高い・低いでも不安を分類できます。そうして「解決できること」「確率が高いこと」に優先的に取り組めば、建設的な対応となります。

書き出すときには、症状ではなく、態度を書くのがコツです。森田療法のキーワードのひとつに「症状不問」があります。「自分を悩ませる症状そのものには目を向けるな」ということです。

たとえば、頭が痛いときに「頭が痛い」と書くのではなく「頭が痛いときに何をしたか」「行動したことでどうなったか」について書きます。

森田療法では「頭が痛くて、どうしたの？」と聞きます。「痛くて、会議に出ませんでした」と答えが返ってきます。そこで、「会議には出なかったけど、それでもできたことはない？」と、さらに質問をします。

こうやって、どんな態度を取ったかを掘り下げていくと「最低限メールはチェックしました」など、自分ができたことに目が向いてくるわけです。

実際に書き出してみると、不安は大した問題でないと気づきます。あるいは、いつも同じことばかり不安視しているのもわかります。つまり、書き出すだけで冷静になれるのです。

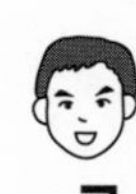

## 「事実」と「思考」を分けて書く

日記を書くのもおすすめです。書くときのポイントは、事実と思考を分けること。

たとえば、会社で部長に呼び出されたとします。「転勤を言い渡されるかも」と不安に思うとき、事実と思考が混同しています。

この場合「部長に呼び出された」が事実。「転勤を言い渡されるかも」は思考です。2つを分けて書くことができれば「まだ転勤と決まったわけではないな」と理解できます。

事実と思考を分けた上で、思考については起きる確率を考えていけばいいのです。「転勤になる確率は70％」と書いたとします。すると、残りの30％は別の可能性が考えられます。さまざまな可能性を考えれば、思い込みによる不安から抜け出せます。

不安は書き出すだけで
冷静になれます。

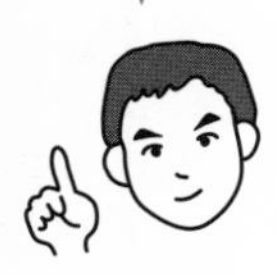

## 不安について書いてみると建設的に考えられるようになる

### 不安を書き出すときのポイント

**1** 症状ではなく態度を書く

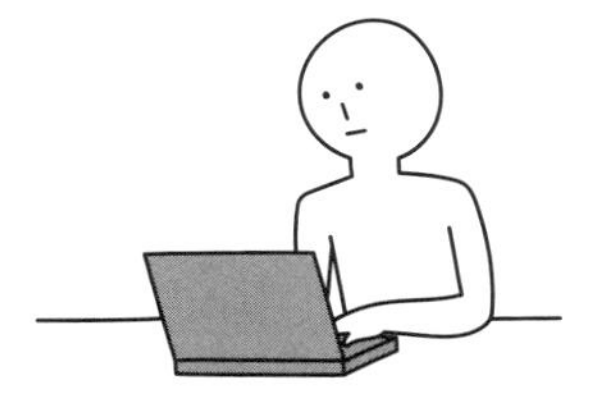

例：不安だけど仕事はできた

**2** 「解決できること」「確率が高いこと」に取り組む

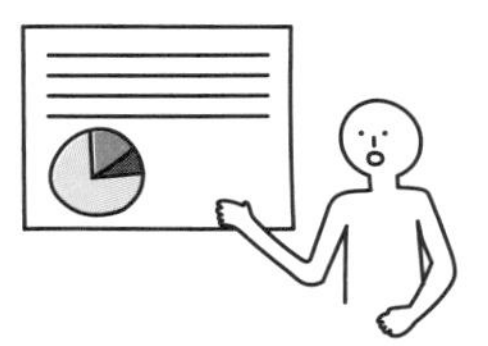

例：とりあえず目の前のプロジェクトに取り組む

### 日記を書くときのポイント

**1** 「事実」と「思考」を分けて書く

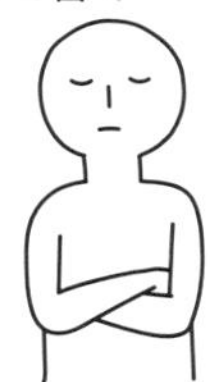

例：事実→部長に呼び出された
思考→転勤を言い渡されるかも

**2** さまざまな可能性を考える

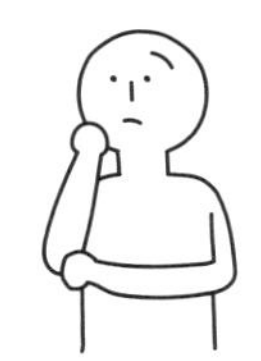

例：転勤の確率は70%
昇進の確率は10%
降格の確率は10%
ただの雑談の可能性は10%

平常心で生きる10の方法

# 7

# 外の世界の人にメンターになってもらう

★メンターとは、不安に対して客観的な意見を述べてくれる人。
★不安はひとつの学びのチャンスと考える。
★異なる世界や価値観と触れ合うことが重要。

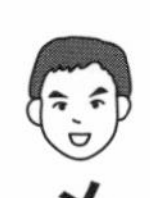

## メンターからアドバイスをもらおう

「失敗学」を提唱したことで有名な、畑村洋太郎東大名誉教授が面白い提言をしています。定年退職した一般社員をその会社の相談役にするというアイデアです。

現役の社員は「相談役」に悩みや不安を相談します。相談役は、会社の事情に精通している上に、もう会社との直接的な利害関係はありません。

「そのくらいのミスなら大丈夫」「○○部の□□さんに根回しすればうまくいく」など、具体的なアドバイスをしてくれます。なかなか面白い提案ですね。

いずれにせよ、このようなメンター（指導者）を持つことは大切です。近くにいて、いつも的確なアドバイスを与えてくれる人。不安に対して、客観的な意見を述べてくれる人。そんな人が一人でもいれば、安心できます。

私自身、複数のメンターを持っています。また、さまざまな業界の人と会食などの機会を通じて接し、質問したり意見をもらったりしています。

知識や情報を得れば解決する不安はたくさんあります。つまり、不安はひとつの学びのチャンスだと考えればよいのです。

## 異なる価値観からのアドバイスが効果的

できれば職場の外にメンターをつくるのがおすすめです。同じ職場では、どうしても価値観が似てしまいます。でも、職場外の人は、別の視点から助言を与えてくれます。

たとえば、サークル仲間に「昇進できるかどうか不安」と相談したとします。その人は「別に昇進なんかしなくていいでしょ」「昇進して忙しくなるくらいなら、趣味を楽しみたいね」と答えるかもしれません。

価値観や考え方は人それぞれ。自分とは異なる価値観の人と付き合えば、自分の硬直した考えに気づかされるものです。

あえて、メンターを見つけないまでも、今まで知らなかった世界に触れる経験も重要です。たとえば、ＳＮＳで海外の人とつながったり、日本在住の外国人と交流したりしてみる。外国の価値観を少し知るだけで、考え方は相当柔軟になります。

それ以外にも、異なる価値観に触れるチャンスはあります。

普段は行かないような街で食事をする。年齢や性別の異なる人と話す。そういう機会を積極的につくってみるとよいでしょう。

知識や情報で解決できる問題はたくさんあります。

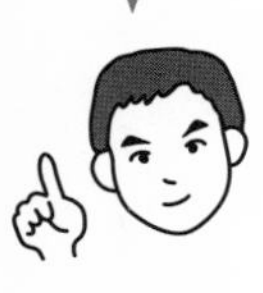

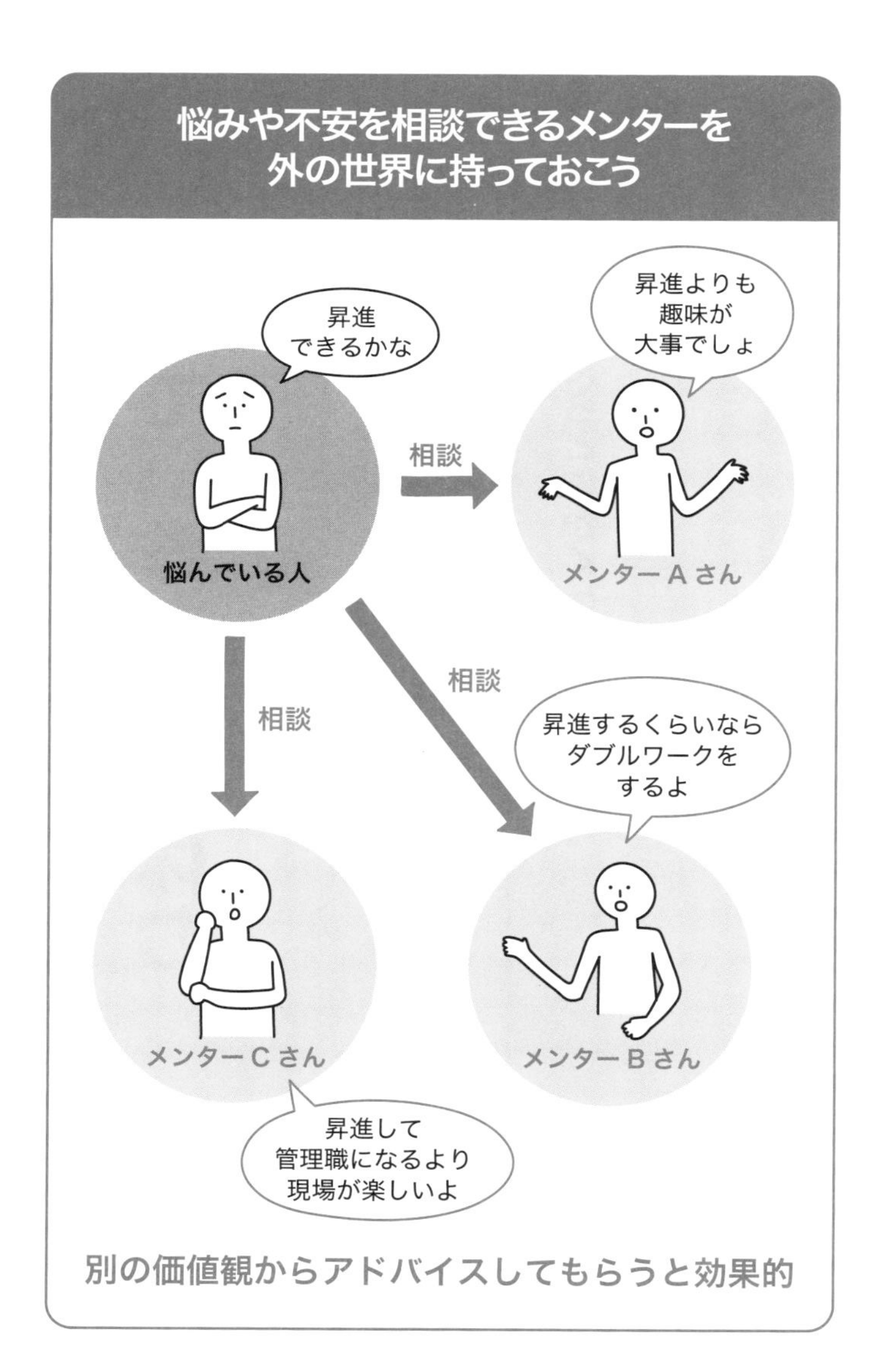
悩みや不安を相談できるメンターを
外の世界に持っておこう
昇進
できるかな
悩んでいる人
相談
昇進よりも
趣味が
大事でしょ
メンターＡさん
相談
相談
昇進するくらいなら
ダブルワークを
するよ
メンターＣさん
メンターＢさん
昇進して
管理職になるより
現場が楽しいよ
別の価値観からアドバイスしてもらうと効果的

平常心で
生きる
10の方法

# 8

# 疲れているときは休む

★正しい判断をするためには余裕を持つことが大切。
★十分な睡眠を取ると、心身の余裕が生まれる。
★人は何もするなと言われると、何かをしたくなる。

## スランプになったらとにかく休む

脳科学では「セロトニン」という神経伝達物質が不足すると、イライラや不安が高まるとされています。

セロトニン不足を避けるためには、材料であるタンパク質を十分に取る必要があります。

また、日光に当たったり、部屋を明るくしたりするのもセロトニンの分泌を促すとされています。

そして、やはり大切なのは、十分な睡眠です。人は余裕があるときはいい判断ができるのに、余裕がなくなると不安に振り回されて冷静に判断できなくなる傾向が強くなります。心身の余裕を持つためにも、十分な睡眠は必要不可欠なのです。1日30分日光に当たると体内時計がリセットされ、夜は深く眠れるようになり、睡眠の質がアップします。

私は、スランプに陥って成績が急降下したり、勉強が手につかなくなったりした受験生に対して「2、3日勉強を休んでよく寝なさい」と助言します。

たいていは、2、3日休むことが一番の薬になります。ただし、心の休養は体を休ませることとイコールではありません。心の休養をするためには、軽く体を動かすことが効果的です。近所を散歩するのもよいですし、好きなスポーツをするのもよいでしょう。寝てばかりいると気がめいる人は、体を動かすことを意識してみましょう。

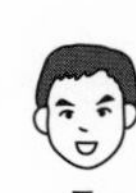

# 1週間休むと何かをしたくなる

森田療法では、神経症などを入院治療するとき、最初の1週間は何もさせないでゴロゴロさせるようにします。この1週間は「絶対臥褥期（ぜったいがじょくき）」と呼ばれます。

簡単に言うと、1週間何もしないことで、焦っていた自分、不安だった自分とは異なる自分を体験させる治療法です。

1週間何もしないでいると、不安なことばかり考えてしまうと思われるかもしれません。たしかに2、3日はあれこれ考えます。けれども、1週間くらいたつと、あれこれ考えなくなり、何かがしたくてたまらなくなります。不安が「生の欲望」に変わっていくわけです。

人には、何もしないでいると、何かしたくなる性質があります。ですから、疲れすぎているなら、思い切って1週間くらい仕事を休んでみましょう。大きなリフレッシュ効果が得られます。

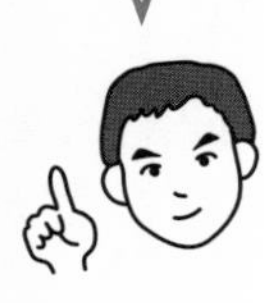

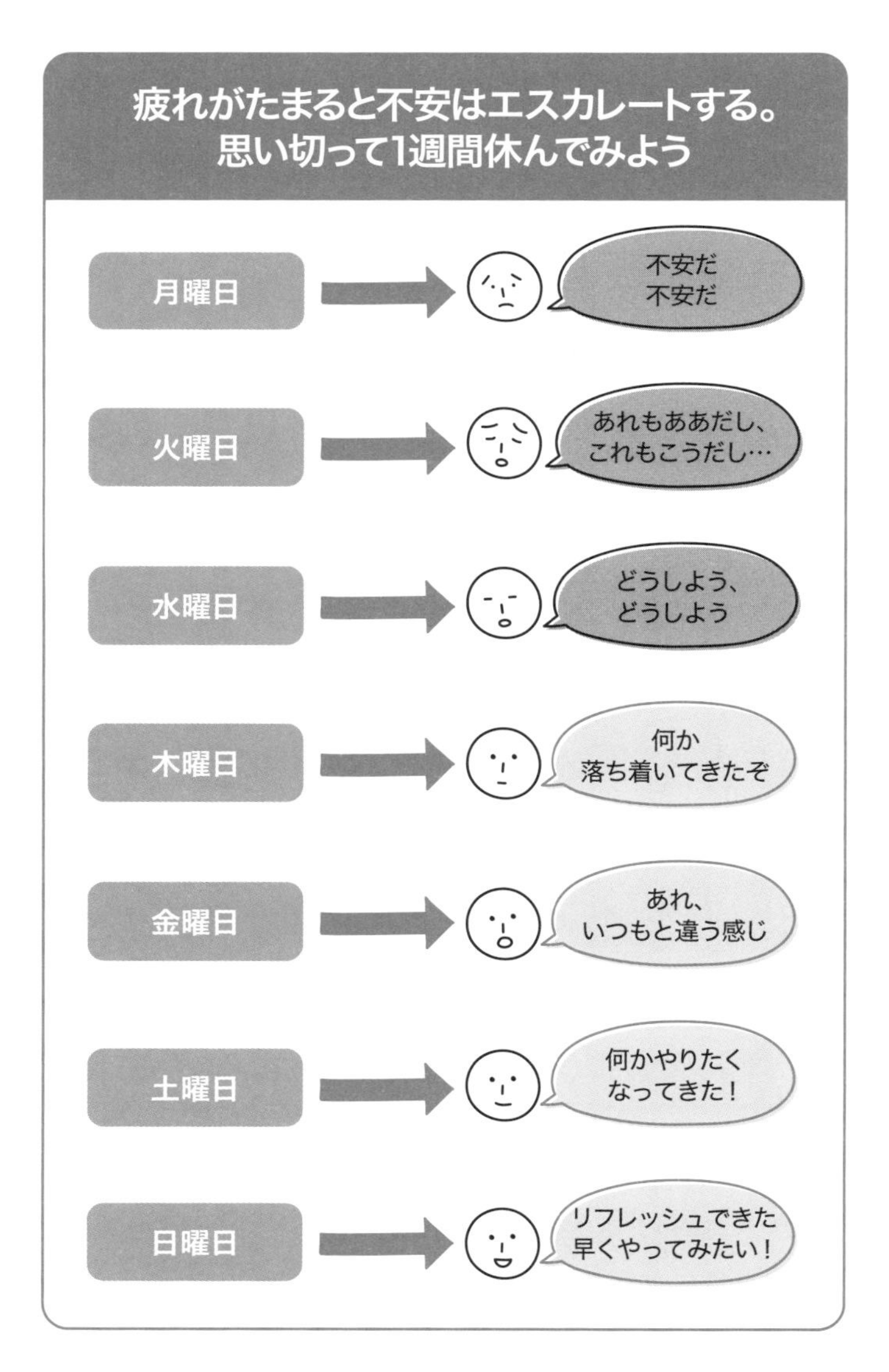
疲れがたまると不安はエスカレートする。
思い切って1週間休んでみよう
月曜日
不安だ
不安だ
火曜日
あれもああだし、
これもこうだし…
水曜日
どうしよう、
どうしよう
木曜日
何か
落ち着いてきたぞ
金曜日
あれ、
いつもと違う感じ
土曜日
何かやりたく
なってきた！
日曜日
リフレッシュできた
早くやってみたい！

平常心で生きる10の方法

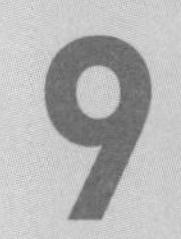

# 「不安な自分」を受け入れてありのままで生きる

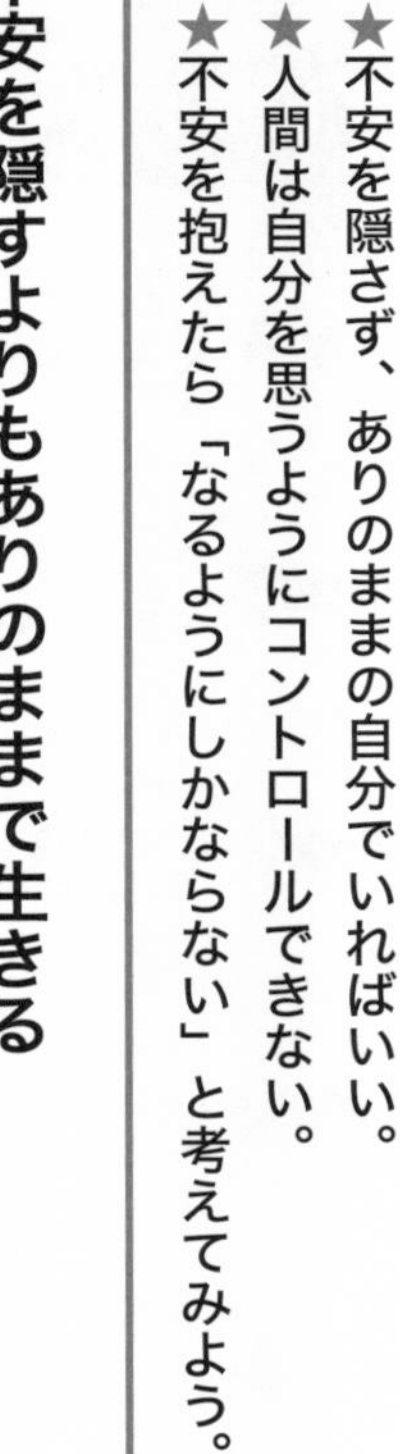

★不安を隠さず、ありのままの自分でいればいい。
★人間は自分を思うようにコントロールできない。
★不安を抱えたら「なるようにしかならない」と考えてみよう。

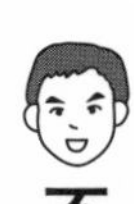

## 不安を隠すよりもありのままで生きる

あがり症に悩む自動車セールスマンのEさんがいました。見るからにいい人そうなのですが、人と会話しようとすると、すぐにあがってしまいます。顔が真っ赤になり、受け答えがぎこちなくなるのです。これで営業職としてやっていくのは大変そうだ、というのが私の率直な印象でした。

ところが、Ｅさんの成績を知ってとても驚きました。彼は社内どころか、地域全体でも上位を争うトップセールスマンだったのです。

たしかに彼はあがり症ですが、常に一生懸命で誠実です。つたない話し方も、むしろお客さんから好意的に見られ、信頼を獲得していました。

トップセールスマンには、しばしば木訥（ぼくとつ）な人がいます。誠実さが伝わるのでしょう。逆にあまり話しすぎると、口八丁手八丁で物を売りつけようとしていると思われてしまいます。

そう考えると、あがり症は彼の弱点というより、大きな武器といえます。あがり症を克服することで、かえって彼の長所を失うことにもなりかねません。

彼のエピソードは、不安との付き合い方について大きなヒントを与えてくれます。不安を抱える人は、自分の不安が人に知られないように、焦っています。

でも、それは自分で不安をあおっているようなもの。

あえて不安を隠そうとせず、ありのままの自分でいればよいのではないでしょうか。不安なままの自分でいたほうが、ラクに生きることができます。

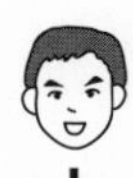

## 人間は思い通りにならないもの

森田療法の創始者、森田正馬は、顔が赤くなることで悩む患者に対して「私の前で思い切り顔を赤くしてみなさい」と言いました。「ほらほら、赤くなってみせてよ」とけしかけても、患者の顔色はいっこうに変わりません。

そこで、最後に教えます。「顔を赤くしようと思うとならない。赤くなりたくないと焦っていると赤くなる。人間って思い通りにならないんだよ」。

森田が言っているように、人間はすべて自分の思うように、自分をコントロールできるわけではありません。だからこそ、不安を抱えたら「なるようにしかならない」と考える。ありのままの自分を受け入れることが、不安に対する賢い対処法なのです。

自分の不安が知られないように
焦る必要はありません。

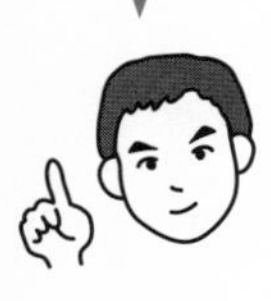

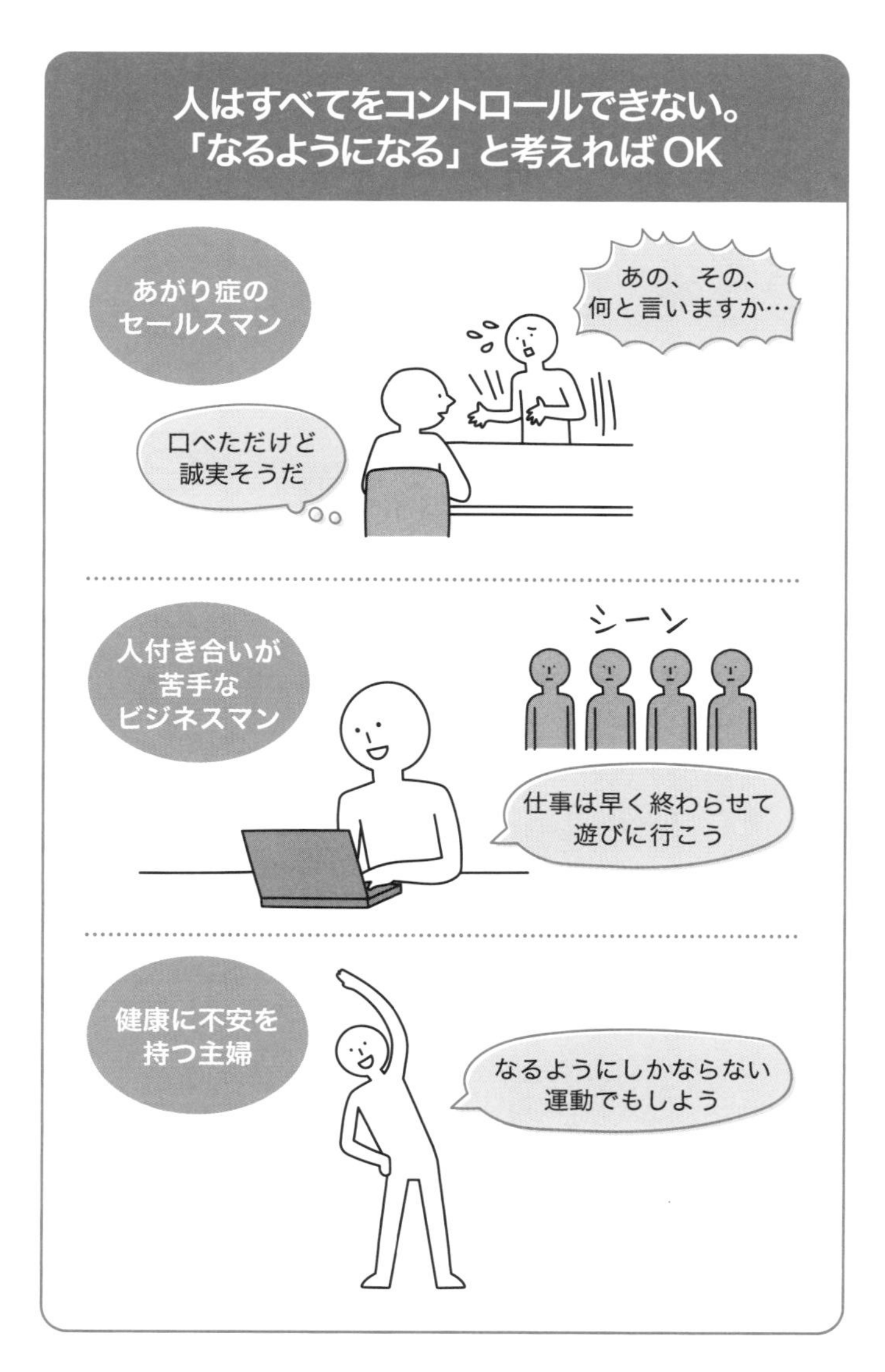
人はすべてをコントロールできない。
「なるようになる」と考えればOK
あがり症の
セールスマン
あの、その、
何と言いますか…
口べただけど
誠実そうだ
人付き合いが
苦手な
ビジネスマン
シーン
仕事は早く終わらせて
遊びに行こう
健康に不安を
持つ主婦
なるようにしかならない
運動でもしよう

平常心で生きる10の方法

# 10

# 楽しい目標をつくる

★忙しいときは、一度立ち止まって毎日を振り返ろう。
★楽しんでいるときは、不安から心が解放される。
★大きな目標を持つと、毎日が充実する。

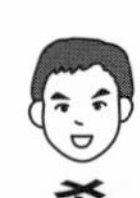

## 希望を持てばやりがいが出てくる

ビジネスマンのFさんは、40歳を迎えるときに、急に将来の不安が膨らんできました。

「独身で、今後家庭を持つ予定もないし、会社の業績も順調とはいえない。これから自分はどうなるんだろう」

そんなとき、副業でレザークラフトを始めた人が雑誌で取り上げられているのを見て、心を動かされたと言います。

「こんなふうに自分の手でものをつくるのって、素敵だな。いつか自分もやってみたいな」

そこから、土日に通えるレザークラフト教室に入会し、若者にまじって学び始めました。仕事の後には、毎日のように自分で小物をつくるようになったそうです。

Ｆさんはインターネットで自分の作品を売るという目標を持ちました。そのために、通販サイトの研究にも取り組むようになりました。そうすると、今の会社での経験が役立つことにも気づき、仕事にも張り合いが出てきました。

「あんなに毎日が不安だったのに、気がつけばすっかり忘れていました。今は、出店の計画を立てているときが一番楽しい」

Ｆさんのように、将来の希望を持てば、不安が入り込む余地は小さくなります。不安がなくならないにしても、不安を楽しむ余裕が出てくるのです。

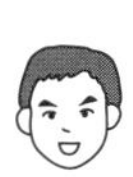

## 生活の中に楽しみを見つける

大きな目標がなかなか見つけられない。そんな人は、まずは日常的に楽しみを持つことから始めましょう。1週間に3つくらいなら、探し出せるはずです。その3つの楽しみを目標に、1週間を愉快に過ごすのです。

たとえば、水曜の定時退社日には好きなお笑いライブのチケットを予約しておく。あるいは、ちょっと高級なワインをあける、趣味のプラモデルに没頭するなど、何でもいいのです。

忙しい毎日を送るあまり、自分の楽しみが何かを忘れてしまうこともあります。その場合は、一度立ち止まって、自分の毎日を振り返ってみましょう。

毎朝飲むコーヒーが好き、欠かさず見るテレビドラマがある、など、本当にちょっとしたことでいいのです。その小さな楽しみを味わう工夫をしてみましょう。贅沢なコーヒー豆を使う、カップを上等なものにする、などです。不安があっても、楽しんでいるときに心は解放されます。

将来の希望を持つと、
不安はなくなります。

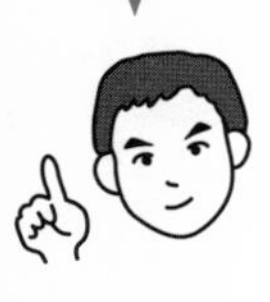

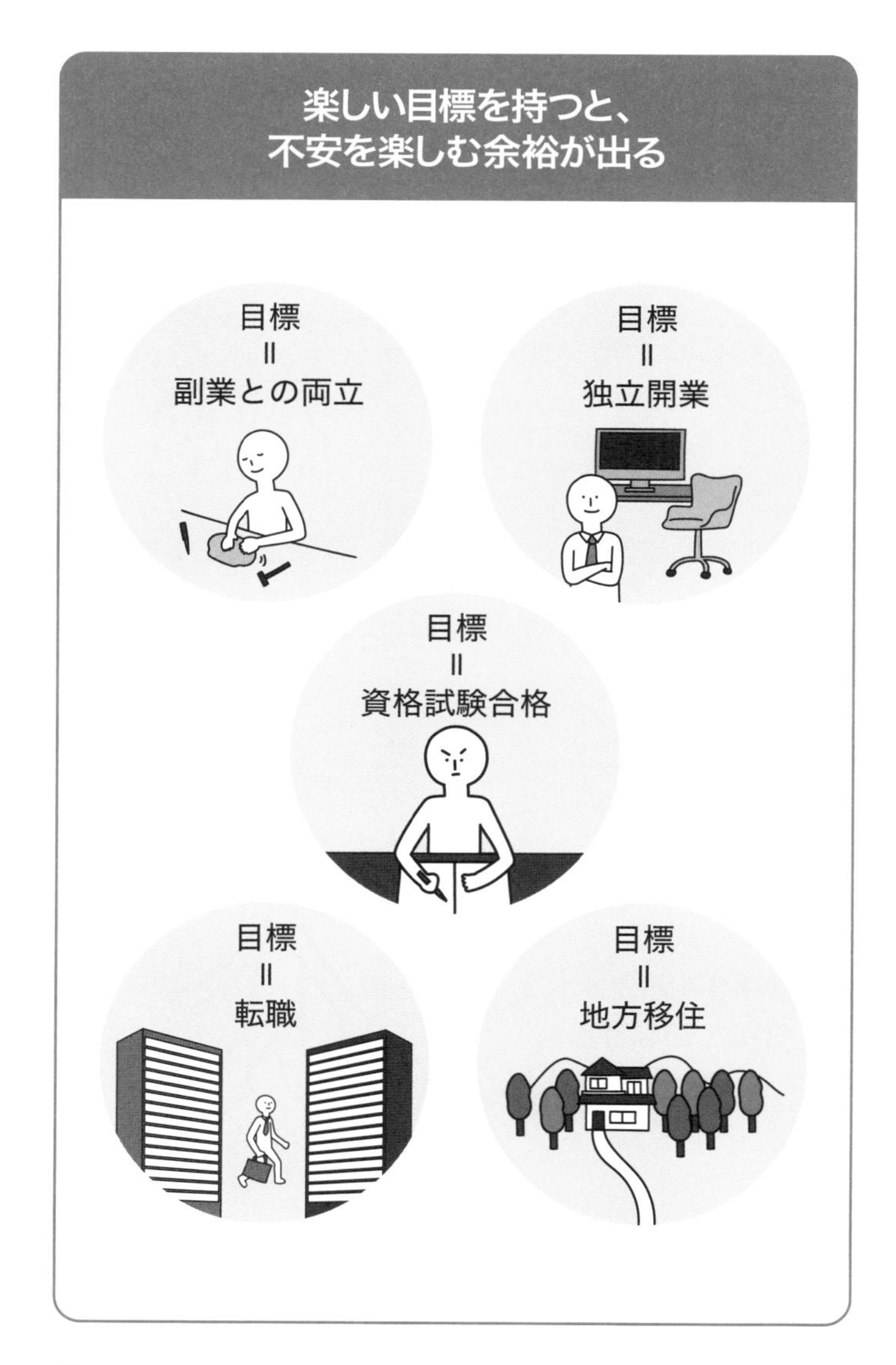
楽しい目標を持つと、
不安を楽しむ余裕が出る
目標
＝
副業との両立
目標
＝
独立開業
目標
＝
資格試験合格
目標
＝
転職
目標
＝
地方移住

# 不安と上手に向き合うためのドリル❸

**問題1** 好きな人がいたらどうする？

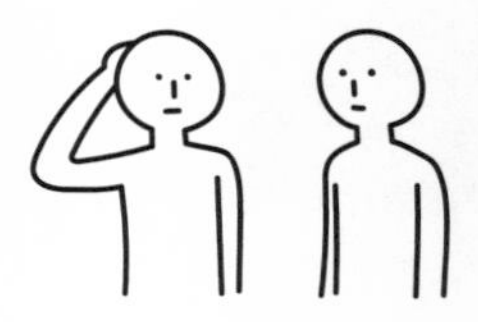

**A** 成功する可能性もあるから
告白する

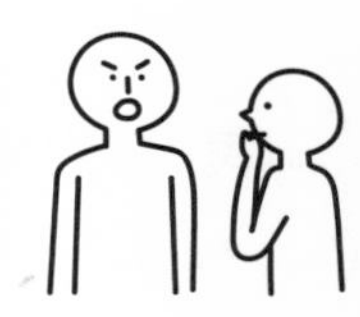

**B** 振られるのが怖いから
告白しない

---

**問題2** 細かい雑用が残っていたらどうする？

**A** 大した問題ではないので
放置しておく

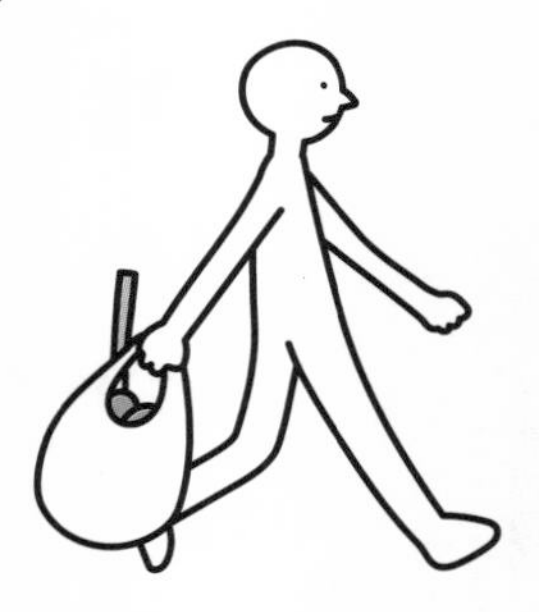

**B** すっきりするために、
きちんとこなす

---

**答え** 問題1　A　（→134ページ）　問題2　B　（→142ページ）

## 問題 3 他人に気をつかって疲れているときはどうする？

**A** もっといろいろな人と話してみる

**B** 自分1人の時間をつくってみる

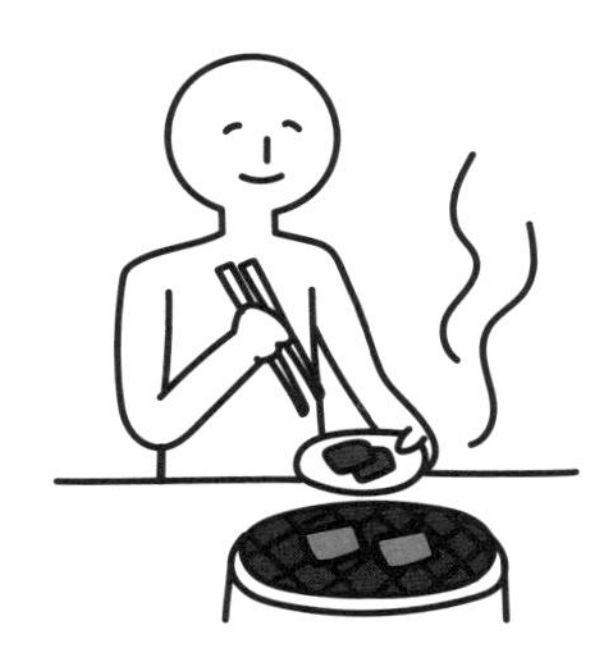

## 問題 4 不安に引きずられなくなるには？

**A** 複数の居場所を持つ

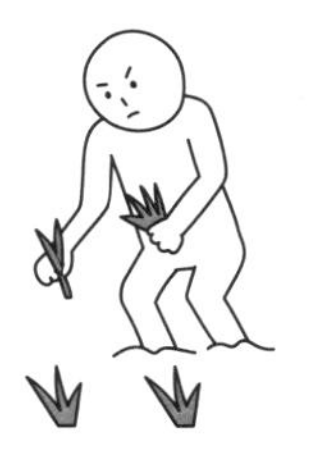

**B** ひとつの居場所にしがみつく

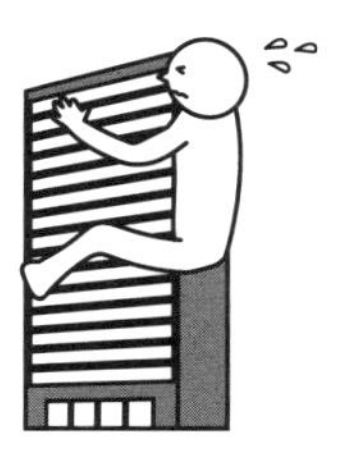

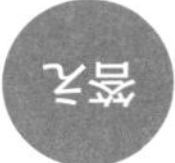


問題3 B（→146ページ）　問題4 A（→150ページ）

## 問題5 日記を書くときのポイントは？

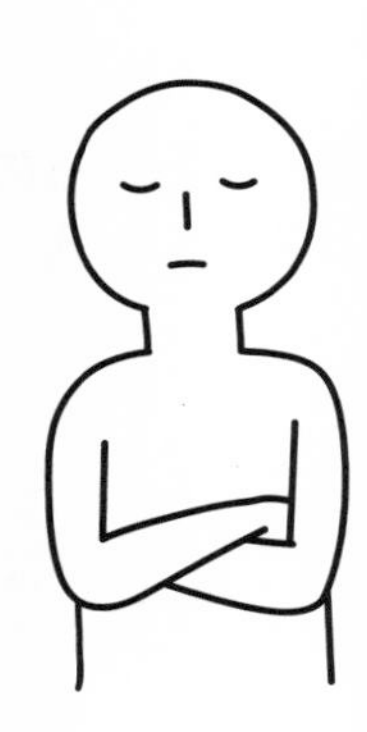

**A** 「事実」と「思考」を分ける

**B** 思いついたまま書いてみる

---

## 問題6 どっちのほうがラクに生きられる？

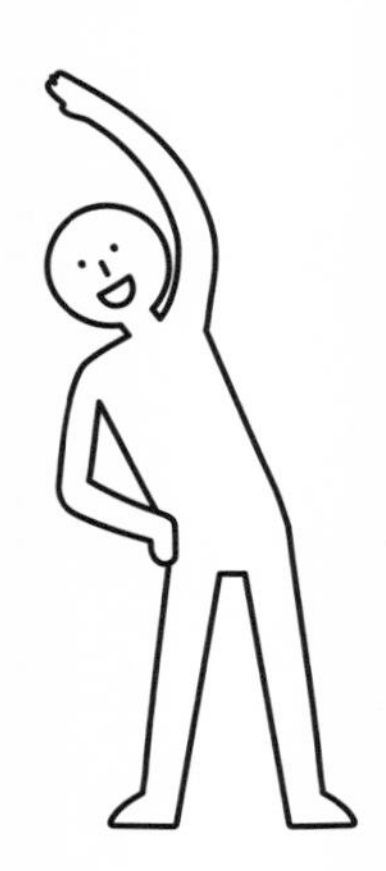

**A** 不安を隠して強がる

**B** ありのままで生きる

---

答え

問題5 A（→154ページ）　問題6 B（→166ページ）

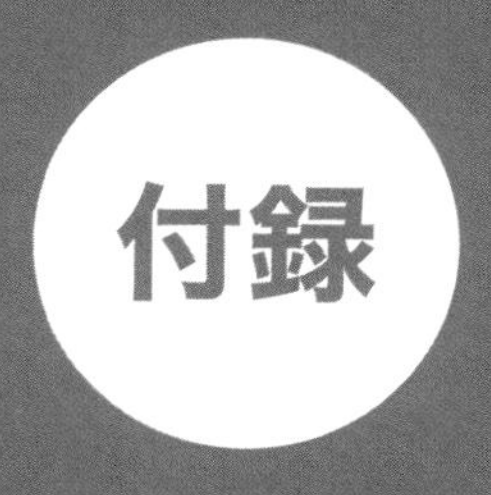

# 付録

# 不安を力に変える
# ちょっとした習慣

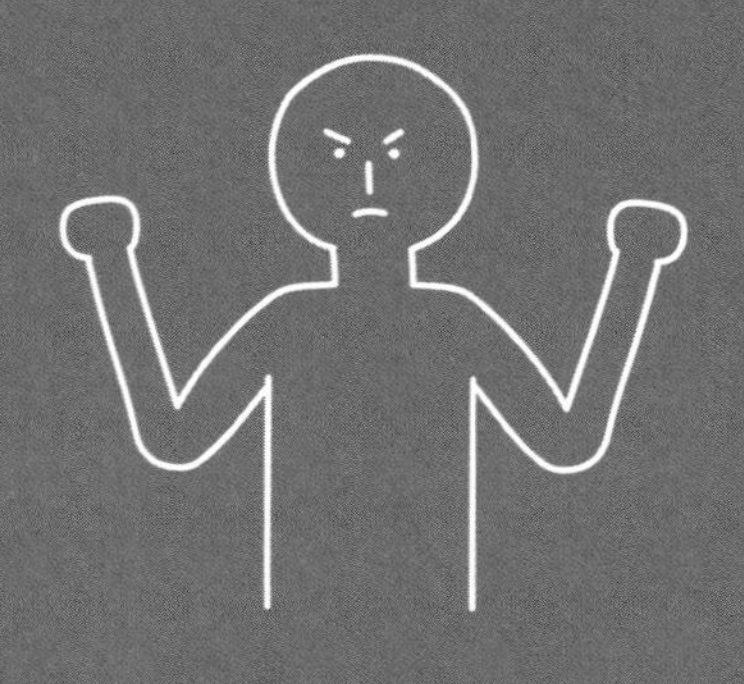

習慣
1

# 「かくあるべき」をやめる

「上司として部下の手本であるべき」

「仕事と家事を完璧に両立すべき」

このような「べき思考」には、その人の理想が投影されています。しかし、理想と現実は異なります。「べき思考」が強すぎると、理想とかけ離れている自分の現状が嫌になり、不安にとらわれます。

そもそも理想通りに生きるのは不可能。現実を認めた上で、理想に近づく努力をしていけばいいのです。


理想と現実は異なるので、まずは現実を認めましょう。

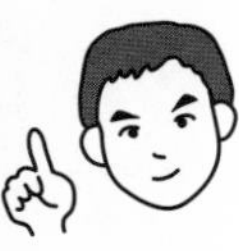

## 理想通りに生きるのは難しい

### ✕「べき思考」で考えてしまう

仕事はテキパキと完璧にこなすべきだ
全然うまくいかないな…


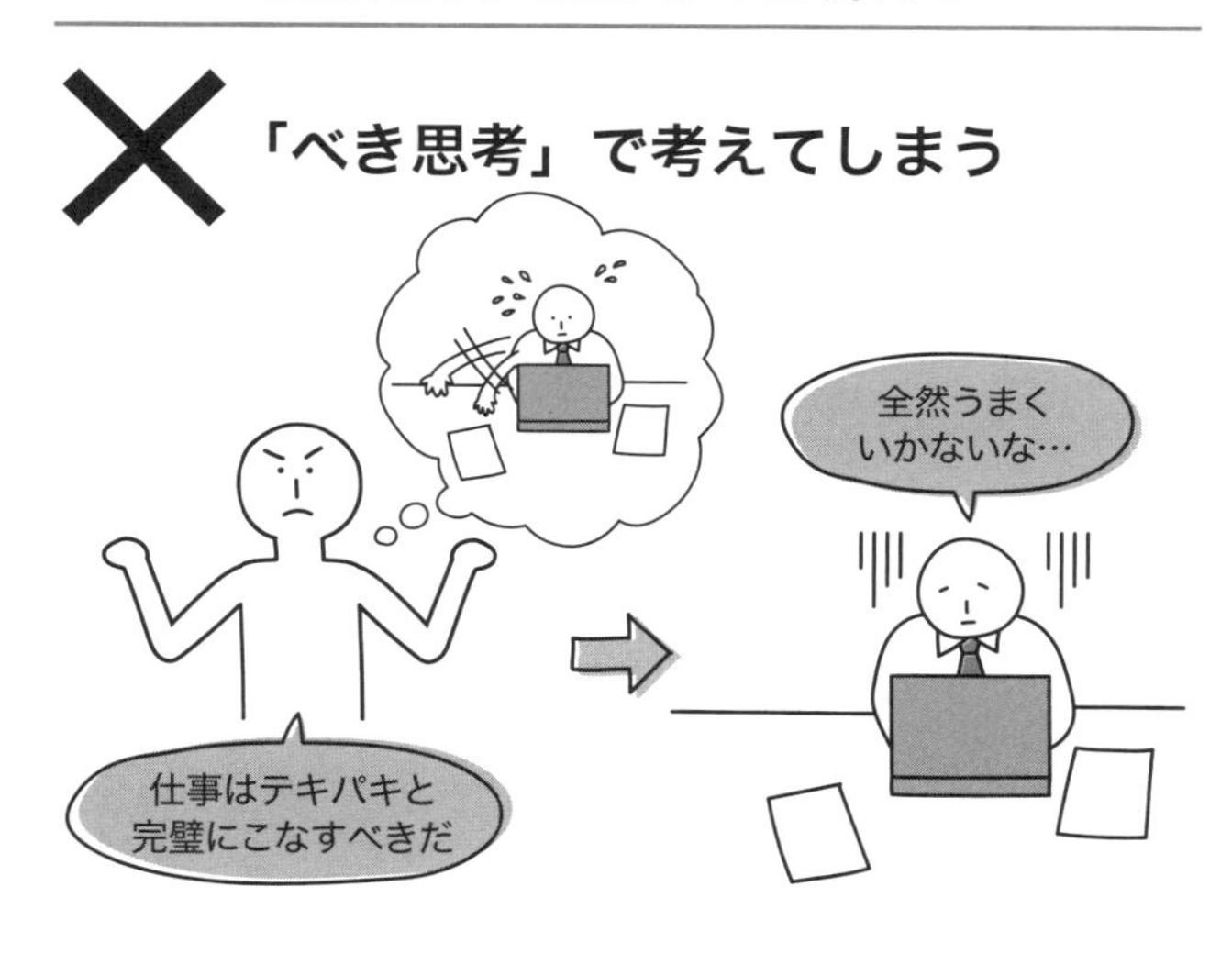

### ○ 現実を認める

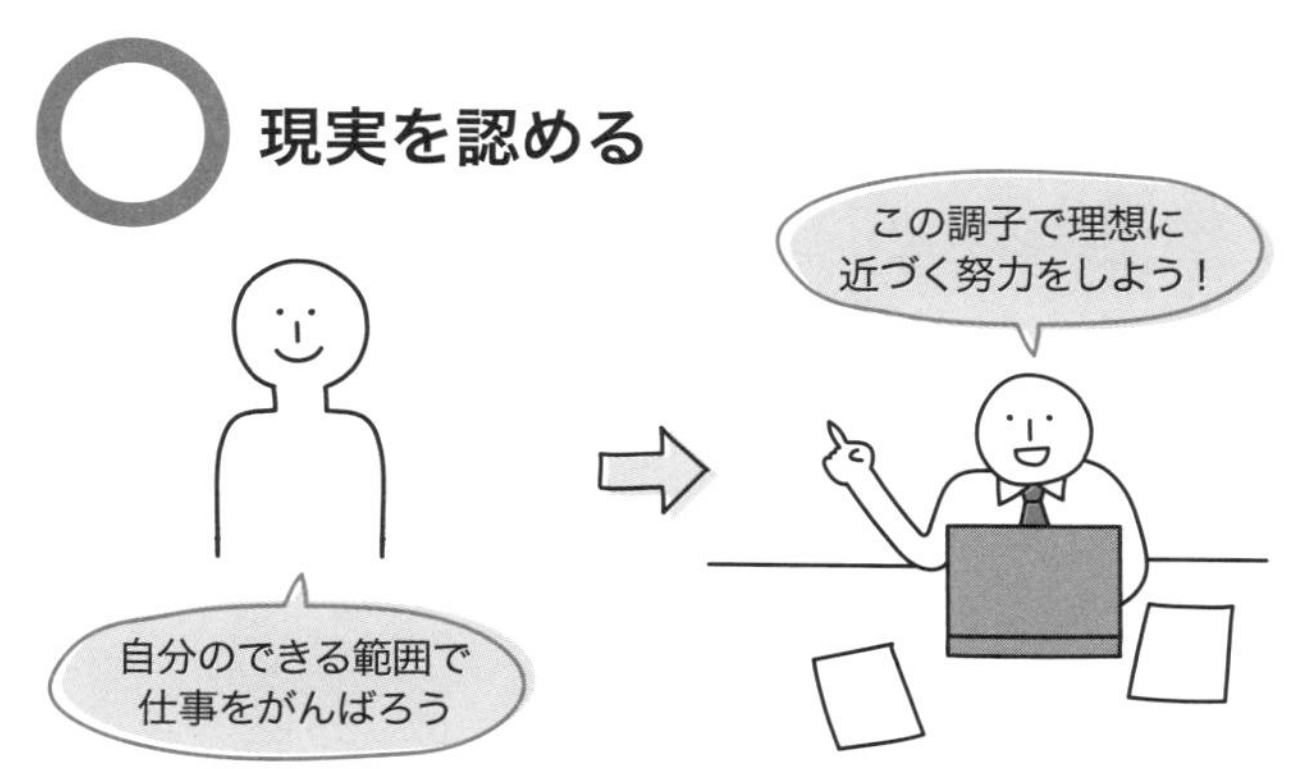


**現実を受け入れると**
**生きるエネルギーがわいてくる**

習慣 2

# 他人の不安感情には付き合わない

プラス思考の人の周りにはプラス思考の人が集まり、マイナス思考の人の周りにはマイナス思考の人が集まります。つまり、思考や感情は他人にうつるということです。余計な不安を抱えないためには、不安ばかりを抱えている人に近づかないのが肝心です。

職場でどうしても関わらなくてはいけないときは、不安感情をぶつけられてもスルーすることです。「そんなに不安にならなくてもいいのに」と受け流しましょう。

**マイナス思考や感情は、他人にうつるので要注意です。**

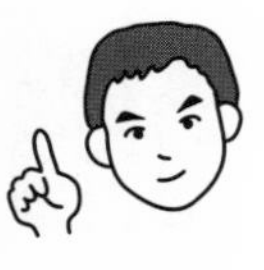

## マイナス思考に付き合わない

あ！同僚がグチを
言い合ってる！

**マイナス思考に遭遇したら…**

関わるのは
やめておこう
最悪だよな
そんな不安に
ならなくてもいいのに
近づかない
受け流す

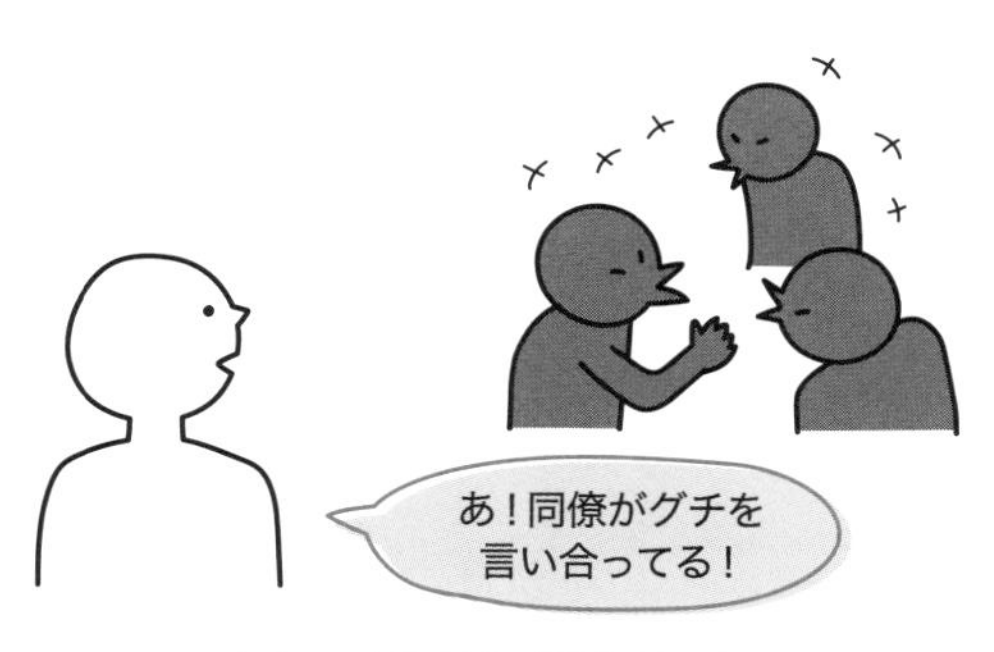

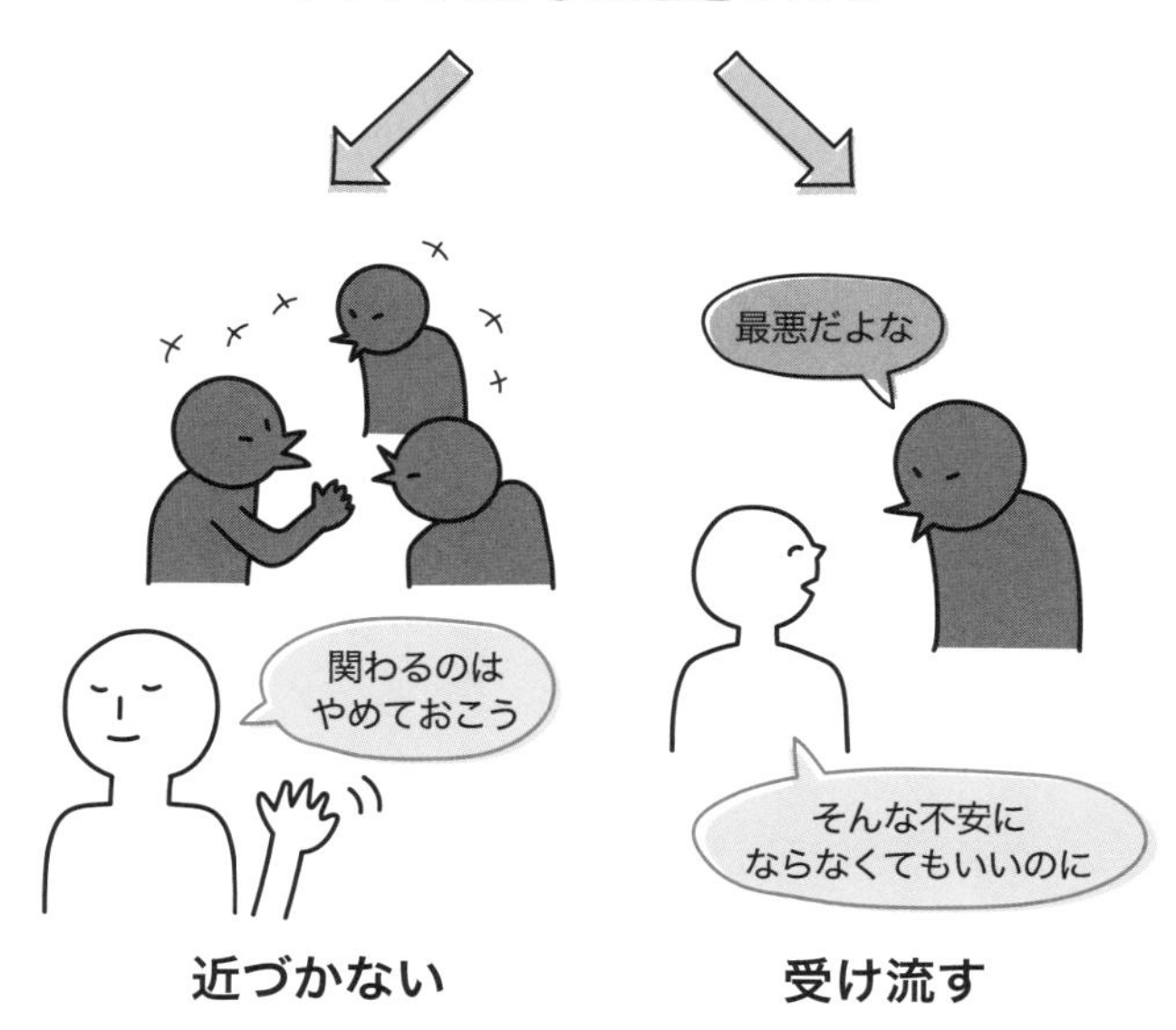

**マイナス思考は他人にうつるので要注意！**

習慣

3

# 他人の言葉を深読みしない

上司から注意されたひとことが気になって、ずっと気にし続ける人がいます。「こんなミスを繰り返していたら、この会社に居場所がなくなるかも」など、どんどん悪い方向に不安が膨らみます。

しかし、実際は単なる小言を勝手に深読みしただけ。言葉のウラを推測して独り相撲を取るのはやめましょう。深読みをする必要などないのです。相手の言葉はそのまま素直に受け取っておけばＯＫです。

言葉のウラを推測すると、
悪い方向に不安が膨らみます。

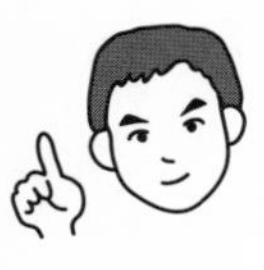

## 相手の言葉を素直に受け取る

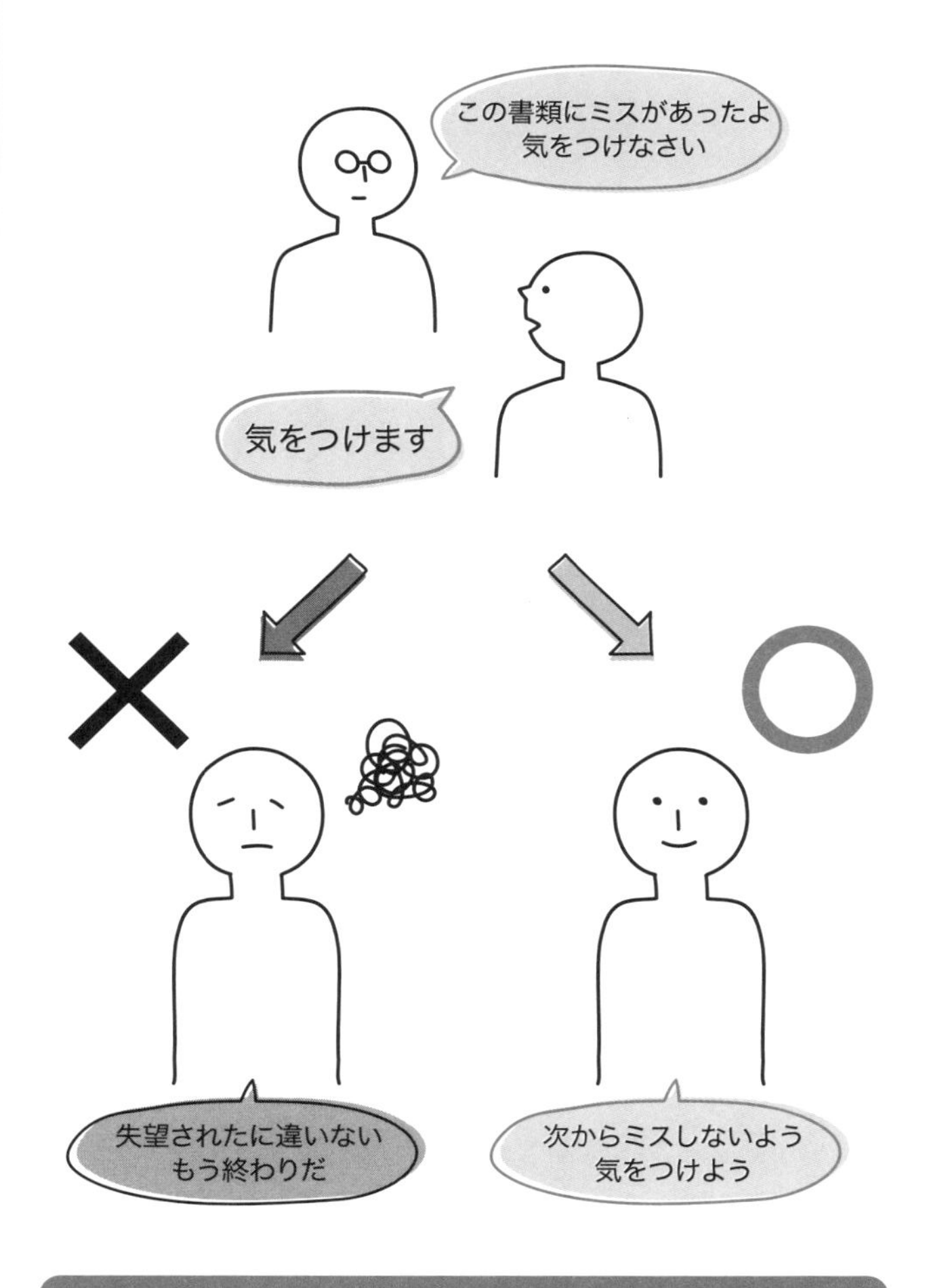


**相手の言葉を深読みしない**

習慣

4

# SNSとは適度な距離を保つようにする

「いいね！」をひたすら求めてフェイスブックなどに没頭して、「いいね！」が集まらないことを不安に思っていたのでは本末転倒です。

SNSのことばかり考えると、それが心理的負担となります。SNSに振り回されているようだと感じたら、少し制限を設けてみましょう。たとえば、特別に仲のよい友人にだけコメントをして、あとは放っておく、などと割り切るのです。「最近見ていないんです」と言えば問題なし、です。

SNSを負担に感じたら、少し制限を設けてみましょう。

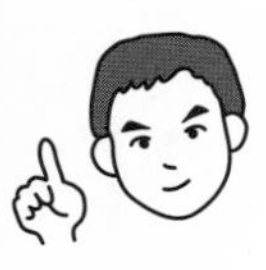

## SNSに振り回されない

### 常にSNSの「いいね！」を気にしている

なんで！？
「いいね！」が
たくさんきてる
「いいね！」が
全然こなくなった！

### 仲のよい友人以外はSNSを放っておく

「いいね！」の数とか
どうでもいいことだったな
SNSと少し
距離をおこう

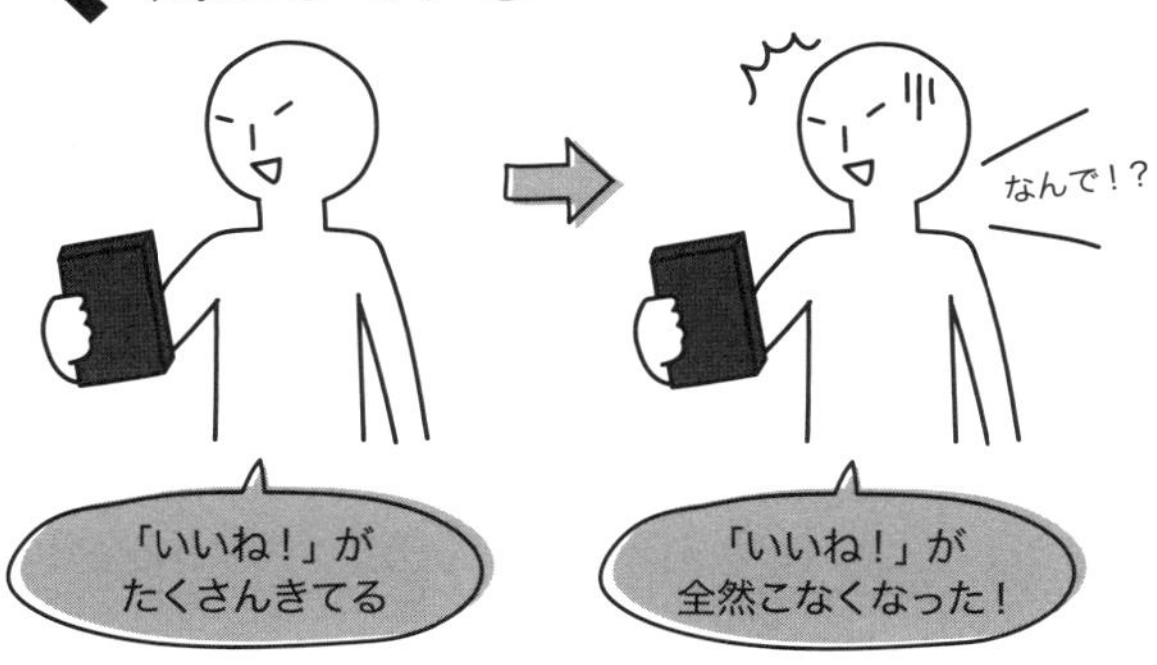

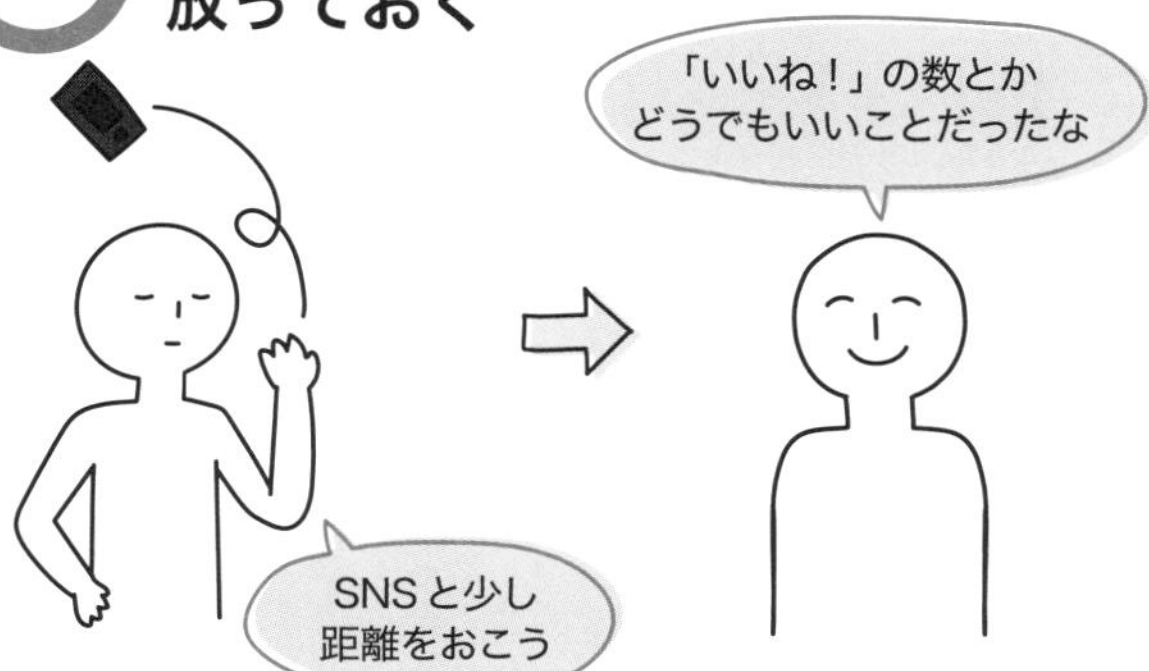

**SNSが気になるなら、
少し距離をおく**

習慣
5

# 哲学者から解決策を学ぶ

ハイデガーやサルトル、ニーチェといった哲学者たちは、人生で誰もが悩みがちなことについて、同じように悩み、思考した人たちです。ですから、**人生のアドバイスをもらうつもりで哲学書を読む**のもひとつの方法です。

わかりやすい解説書を読めば、哲学者たちが、どのように悩んでどのような答えを出していったかがわかります。つまり、哲学書は自分の悩みと向き合うときの参考書にできるのです。

**哲学書は自分の悩みを解決するときの参考書にできます。**

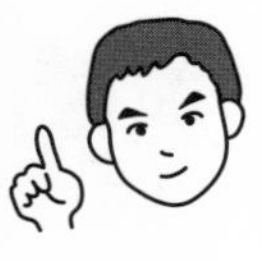

## 哲学書を読んでみよう

### ❶哲学書を読む

（例）
ニーチェ『ツァラトゥストラ』
サルトル『実存主義とは何か』
ハイデガー『存在と時間』

### ❷哲学者からアドバイスがもらえる

君たちは超人を
創造することが
できるだろう
ニーチェ

### ❸悩みの解決につながりやすい

なるほど

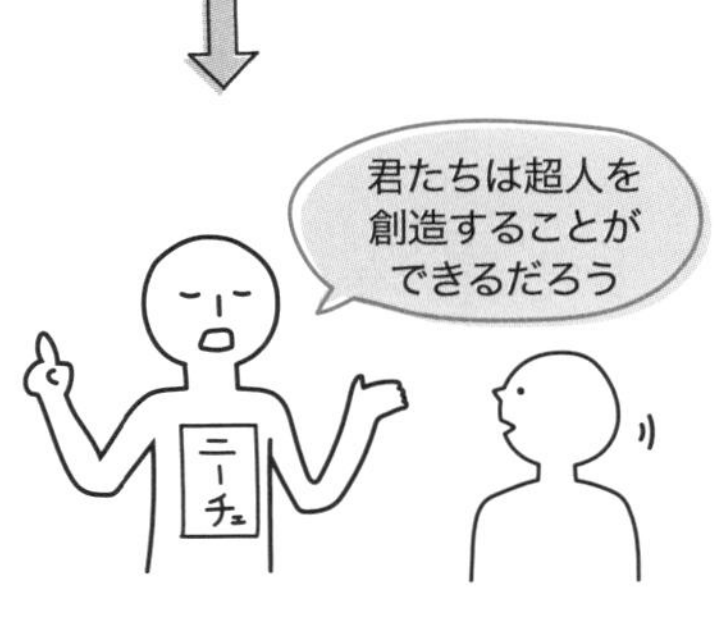

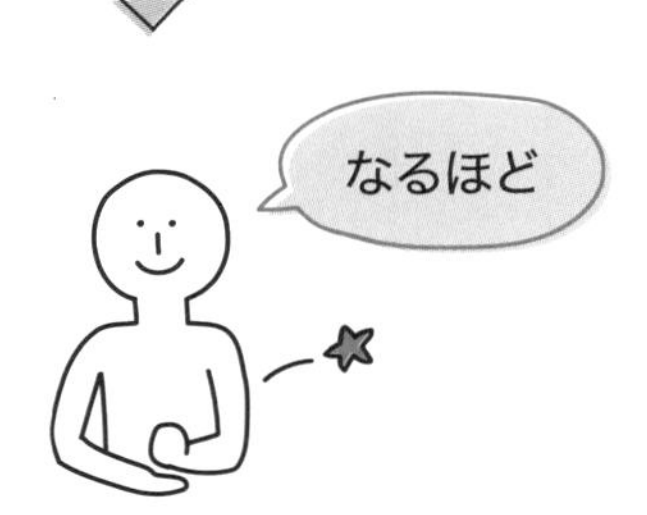

**偉大な哲学者を自分の先生にしてしまおう**

習慣
6

# ほめてもらえる場を持つ

自分は何をやってもダメだと不安にとらわれている人は、他人からほめてもらい、自信を取り戻すことが肝心です。

ほめてもらえる場として、たとえば趣味のサークルなどがあります。趣味で取り組むのは得意なことですから、結果を出しやすいといえます。フットサルチームで活躍すれば、仲間たちから「すごい！」と喜ばれ、気分がよくなります。

ほめられて自信がつけば、不安に押しつぶされるのを回避することもできるのです。

他人からほめてもらうと自信を取り戻せます。

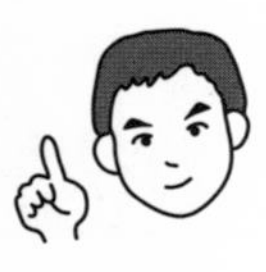

## 好きなこと、得意なことに取り組む

### ❶趣味のサークル

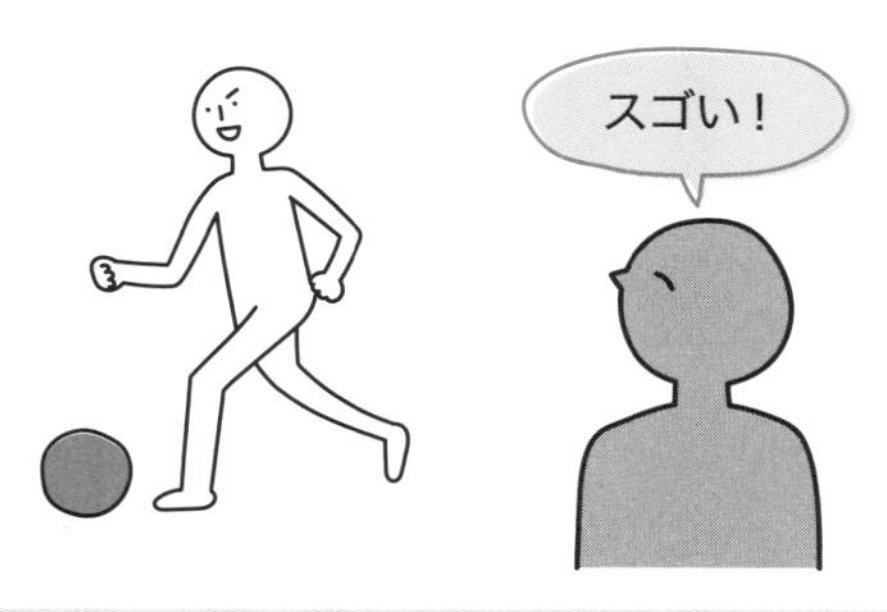


**好きなことには熱中できる。結果も出やすい**

### ❷特技

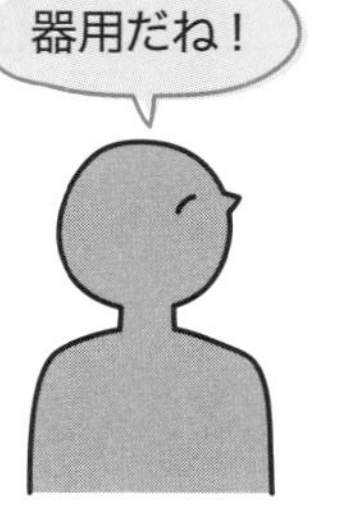


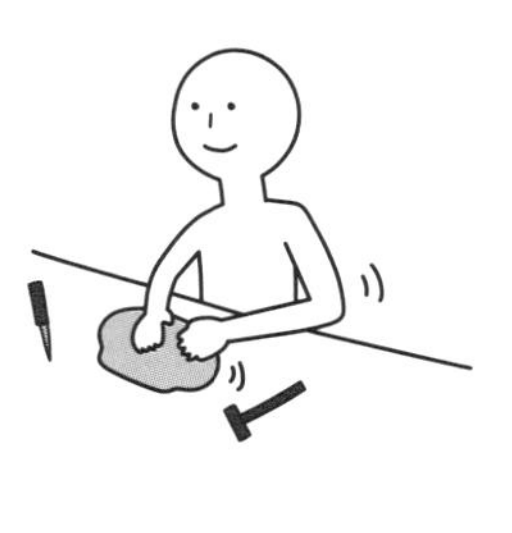

**得意なことで、自分の強みを発揮しよう**

**好きなこと、得意なことが
できる場を増やそう**

習慣 7

# 自分で自分をほめる

他人からほめられるだけでなく、自分で自分をほめるのも効果的です。たとえば仕事をしているときに、ちょっと手を止めて「ずいぶんがんばったな」「よくやっている」とつぶやきます。意外と気分が上向いてくるものです。

自分で自分をほめる習慣を持つと、なんとなく気分がよくなり、何事に対しても「できそうだ」というモチベーションがわいてきます。

自分をほめ続けていれば、毎日が充実していきます。

**自分で自分をほめると、モチベーションが上がります。**

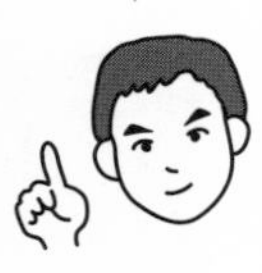

## 「自分を責める」より「自分をほめる」

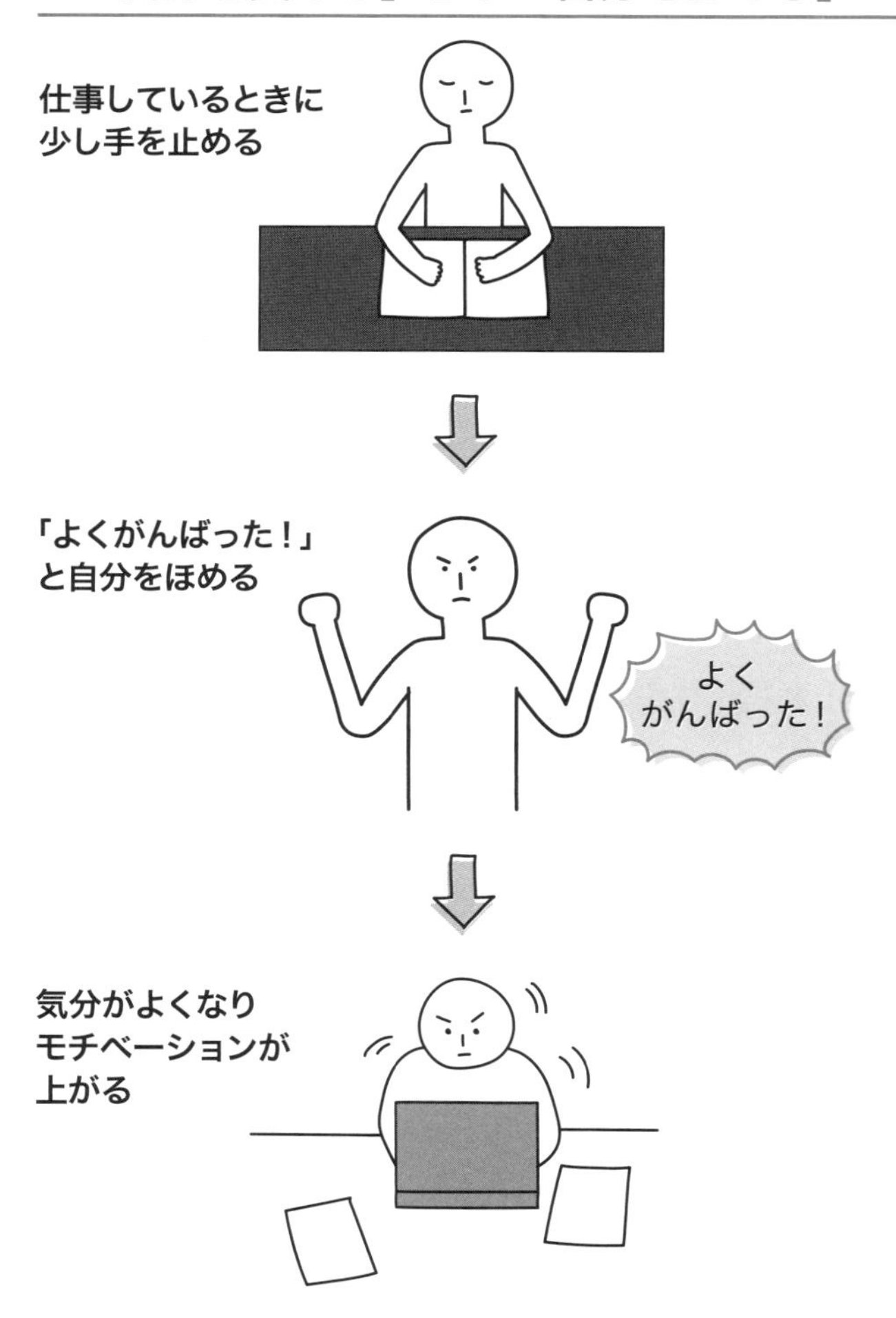


**がんばっている自分に目を向ける**

習慣
8

# 「空気を読めなくてもOK」と開き直る

ＫＹ（空気が読めない）と思われることを極端に恐れていると、不安が高まります。常にみんなに意見を合わせようとして、自分の意見を主張できなくなります。

しかし、冷静に考えれば、全員の意見や好みが一致することなどまずありません。それに全員から好かれる人というのも存在しません。意見や好みは異なって当然です。だから、「別にみんなからはみ出したってかまわない」と思っておけばよいのです。

人それぞれ、意見や好みは異なって当然です。

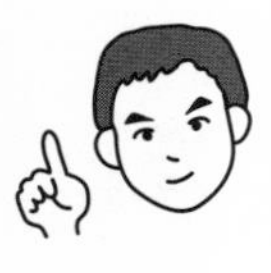

## あえて空気を読まずに意見を貫く

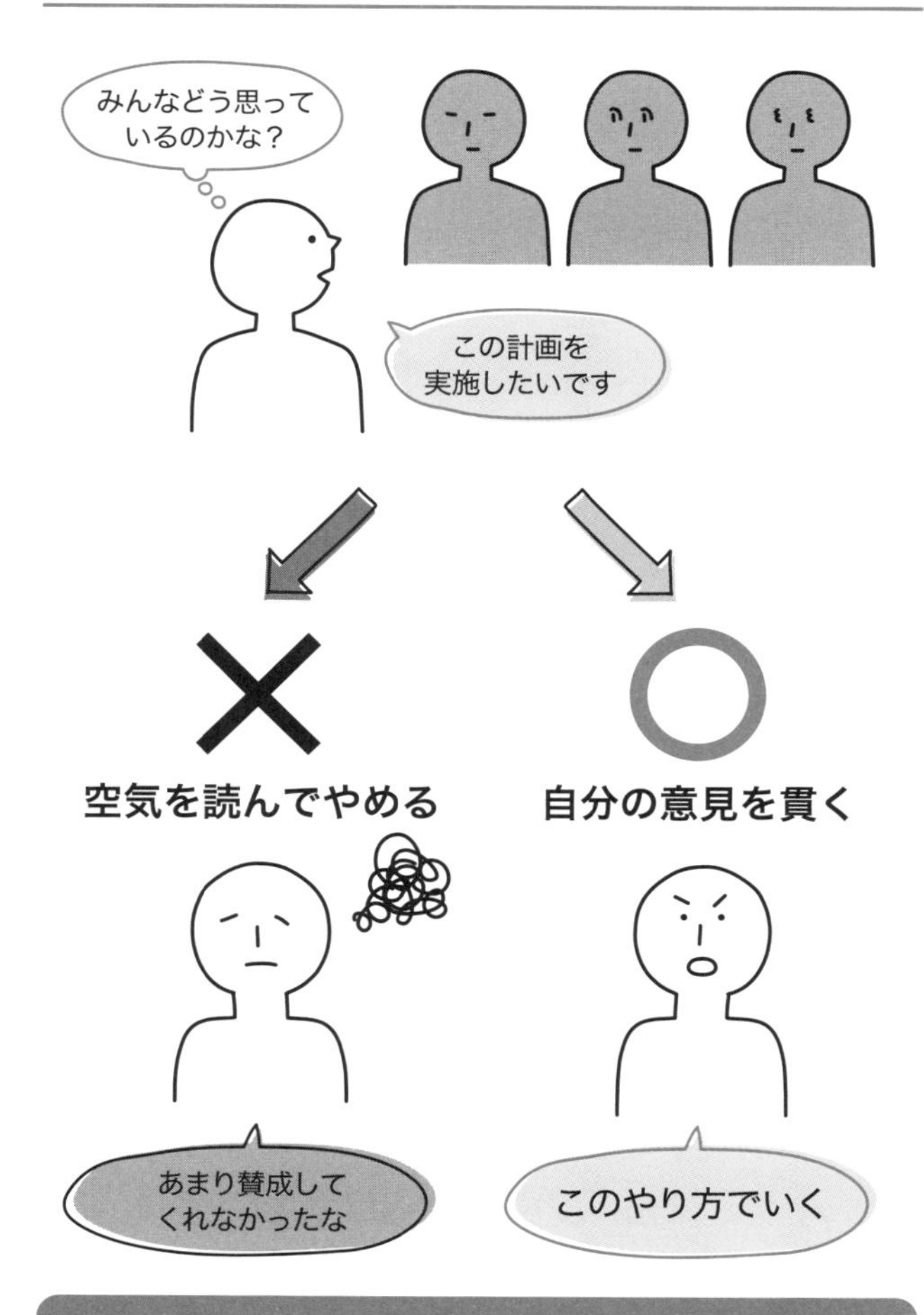


**常にみんなに合わせると、やりたいこともできなくなる**

習慣
9

# 「出たとこ勝負」の発想を持つ

何か新しいことにチャレンジするとき100%成功するとわかっていることなどまずありません。

あれこれ不安を考えるくらいなら「何かが起きたらそのときだ」と、腹をくくることも大切です。

万が一、見込み違いの状況が起きても、起きてから対処すれば間に合うことだってたくさんあります。やり直しが効かないほどの大きなリスクは取らずに「出たとこ勝負」で小さなチャレンジをしてみましょう。

あれこれ不安を考えるくらいなら、腹をくくることも大切です。

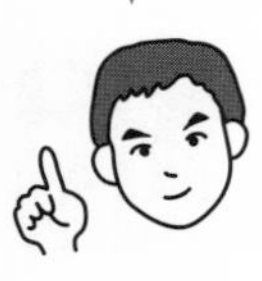

## 腹をくくって行動する

### なかなか結論の出ない問題

転職する ⟷ 今の仕事を続ける
結婚する ⟷ 一人を楽しむ
郊外に引っ越す ⟷ 都会で暮らす
上司に意見を伝える ⟷ 伝えない
好きな人に告白する ⟷ 告白せずあきらめる

**あれこれ不安を考えるくらいなら**
**腹をくくって行動してみる**

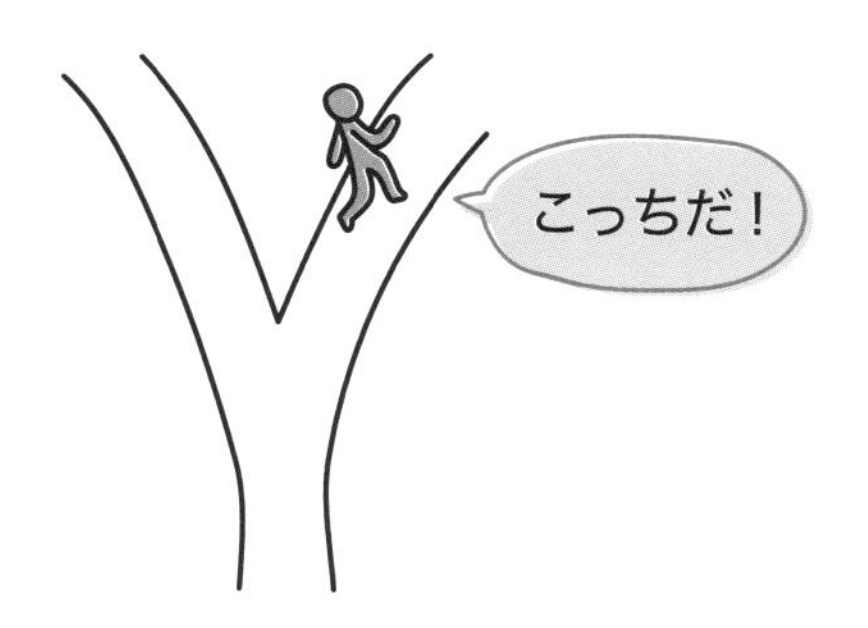


**うまくいかなくても**
**後から対処できることは多い**

習慣
10

# リスクを分散してチャレンジする

日本マクドナルドを創業した藤田田氏は、「財産ができたら、それを3分の1ずつ使って3回商売にチャレンジしろ」と言いました。

最初の起業はたいてい失敗します。だから、1回目の起業で失敗したら、欠点を修正して、再びチャレンジします。それでもうまくいかない可能性はありますが、まだ資金は残っているので、最後のチャレンジが可能です。3回やってもダメなら、筋が悪かったとあきらめがつきます。

最初は失敗の可能性が高いので、リスクを分散しましょう。

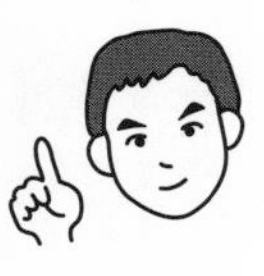

## 一度で勝負を決めない

**❶財産の３分の１で起業する**

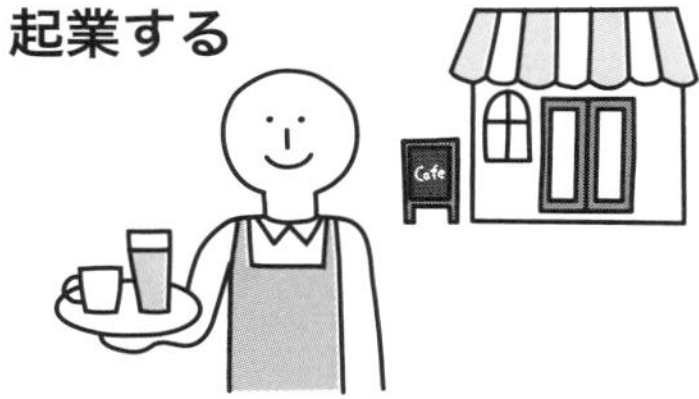


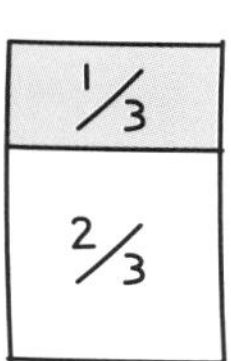


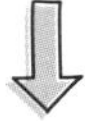

**❷失敗したら欠点を修正して再チャレンジ**

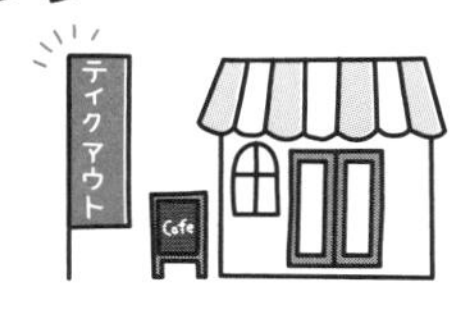


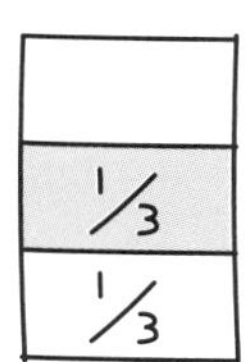


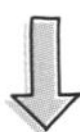

**❸失敗したら最後の３分の１の資金で最後のチャレンジ**

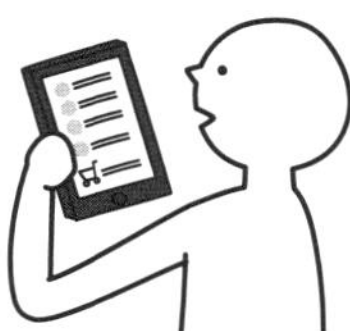

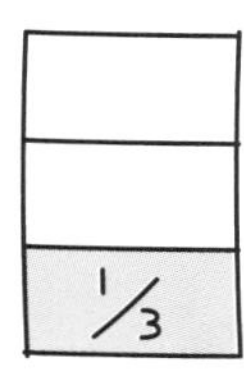


**リスクを分散すれば成功の確率が高くなる**

習慣
11

# 「みんなと同じ」にこだわらない

子どもをほめたときと叱ったときでどちらが成績が上がるかの実験をして、7割の子どもはほめたほうが成績が上がったとします。こうした実験結果をもとに、心理学者は「ほめたほうがよい結果が出る」と言います。

しかし、自分の子どもが大多数に入るとは限りません。多数派の方法だから、必ずうまくいくわけではないのです。多くの人がうまくいっているからといって過信せず、いろいろな方法を試すことが大切です。

多くの人が成功したやり方でも、自分がうまくいくとは限りません。

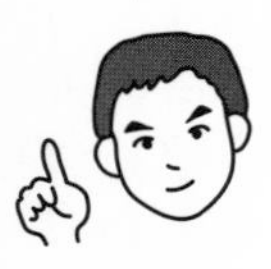

## 多数派の方法を過信しない

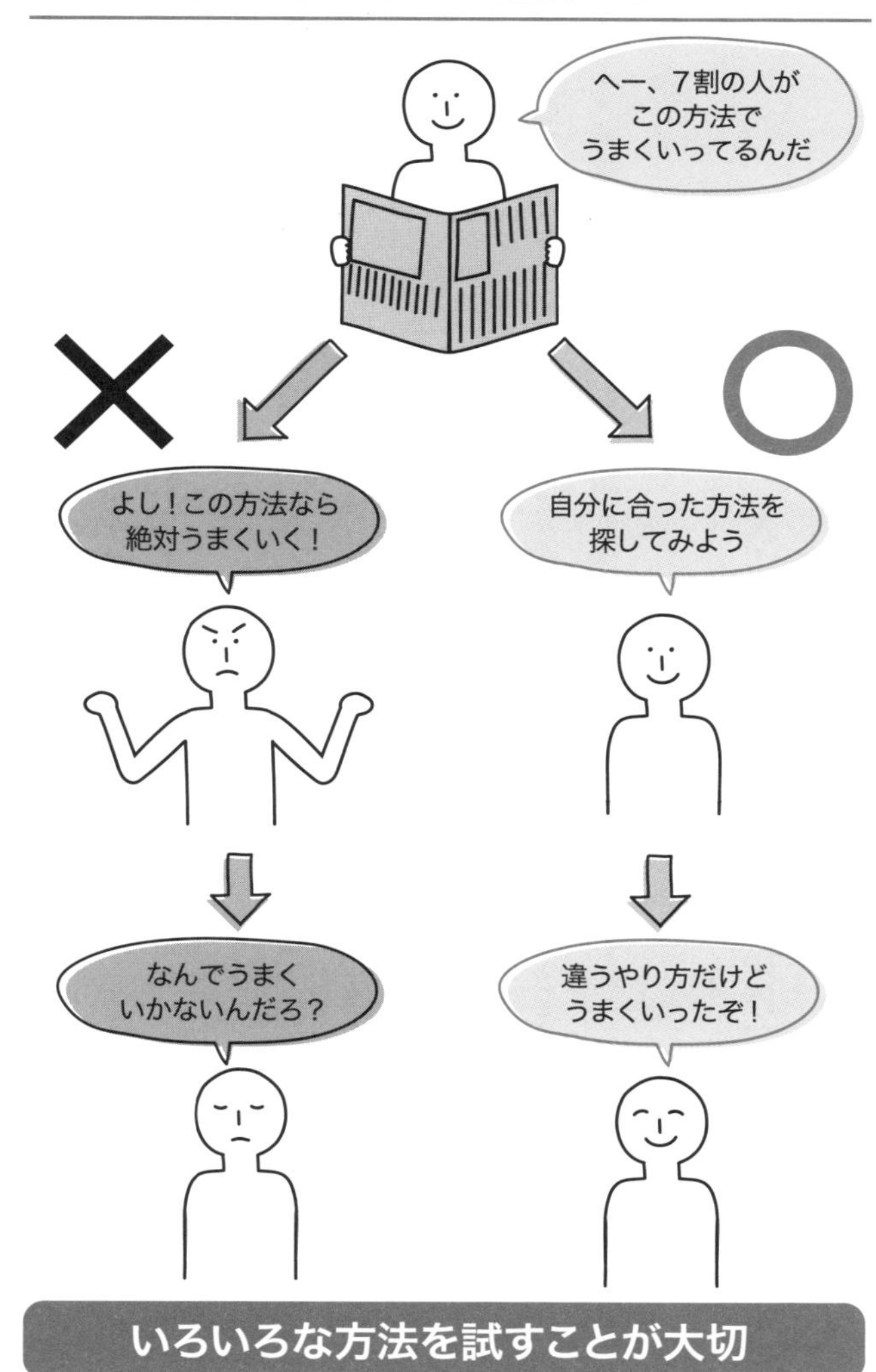


**いろいろな方法を試すことが大切**

習慣
12

# 考える時間を取る

たとえば、振り込め詐欺は、考える時間を与えないことで、被害者にまちがった判断をさせる犯罪です。時間の制約なしでゆっくり考えれば、つじつまの合わない点に気づき、ウソを見抜くことができるからです。

「一度持ち帰ってから、改めてお答えします」という返事は「官僚答弁」などと言われて非難されがち。しかし、実際に調べないと答えられないことも多いもの。大切なことほど、時間をかけて慎重に結論を出す必要があるのです。

大切なことほど、時間をかけて慎重に結論を出しましょう。

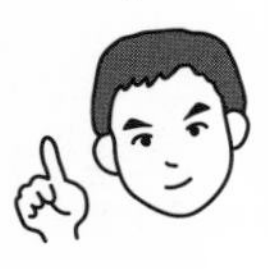

## いったん持ち帰ることが大切

### 不安の中ですぐに判断

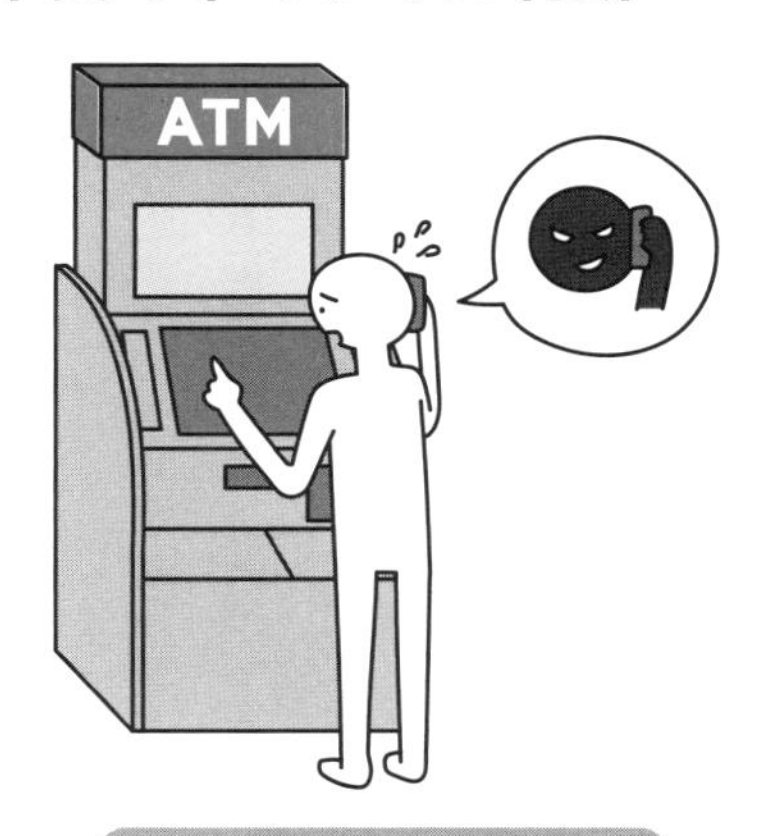


だまされてしまいがち

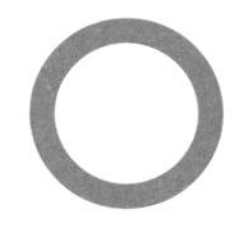

### 時間をかけて判断

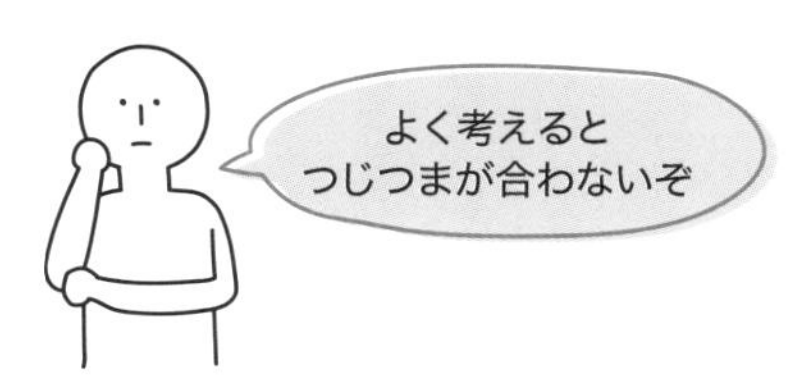


大切なことは慎重に結論を出したほうがよい

**時間の制約がなければ
正しい判断ができる**

習慣 13

# できる人のまねをする

私は高校2年生まで成績が下位の落ちこぼれでしたが、あるとき勉強法に開眼したことで、現役で東大に合格することができました。

勉強法といっても、多くは先輩やできる同級生のやり方をまねただけです。つまり、東大に合格したければ東大に合格した人のやり方をまねればいいし、社長になりたいなら成功した社長のまねをすればいいのです。自己流にこだわって不安になるくらいなら、どんどんまねをしましょう。

成功者のまねをすると、
結果を残せます。

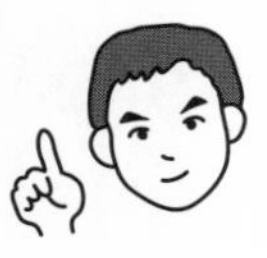

## まねをすればうまくいく

勉強ができる人のやり方をまねる
成績が上がる！

できる社長のやり方をまねる
社長
仕事ができるようになる！

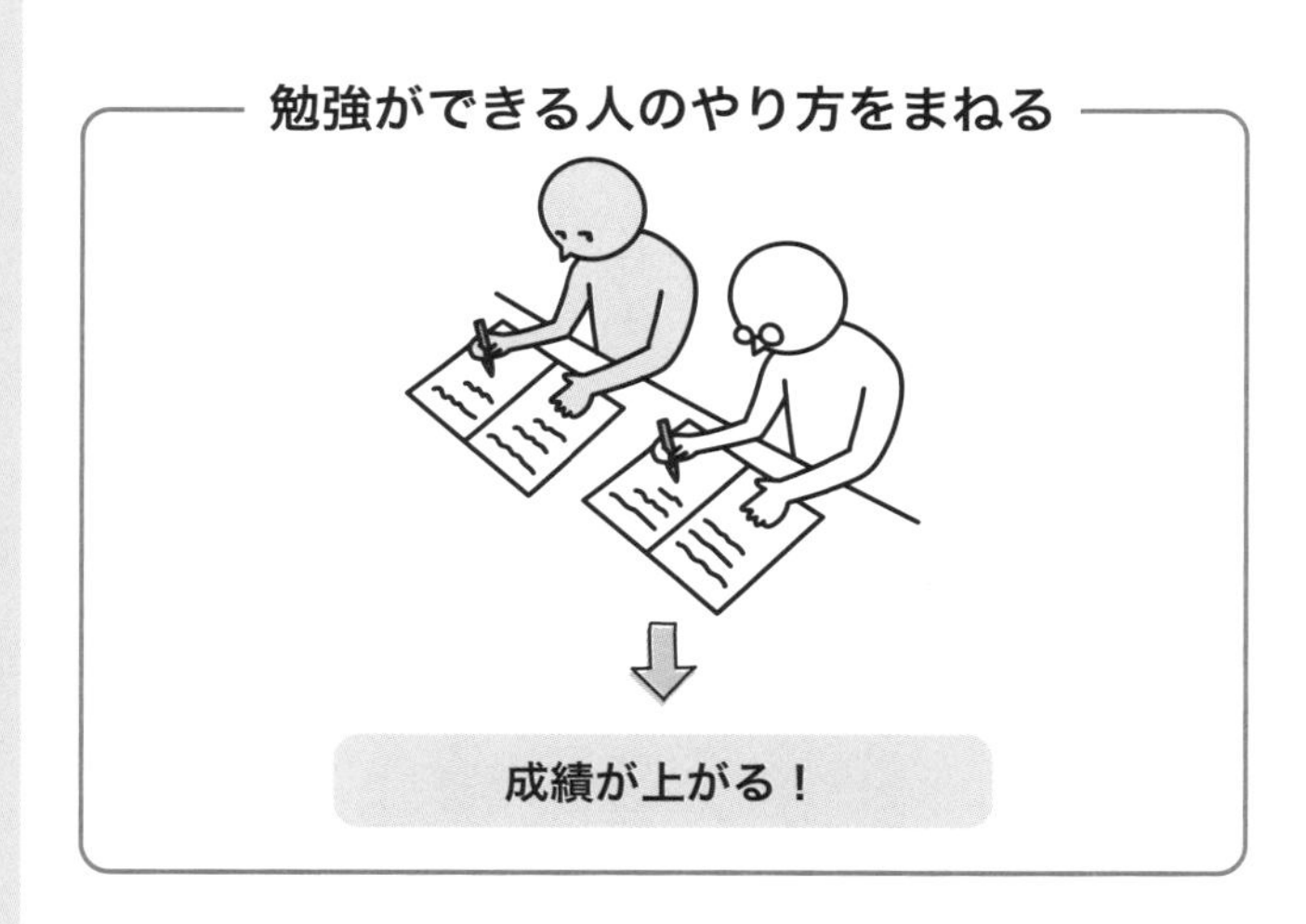

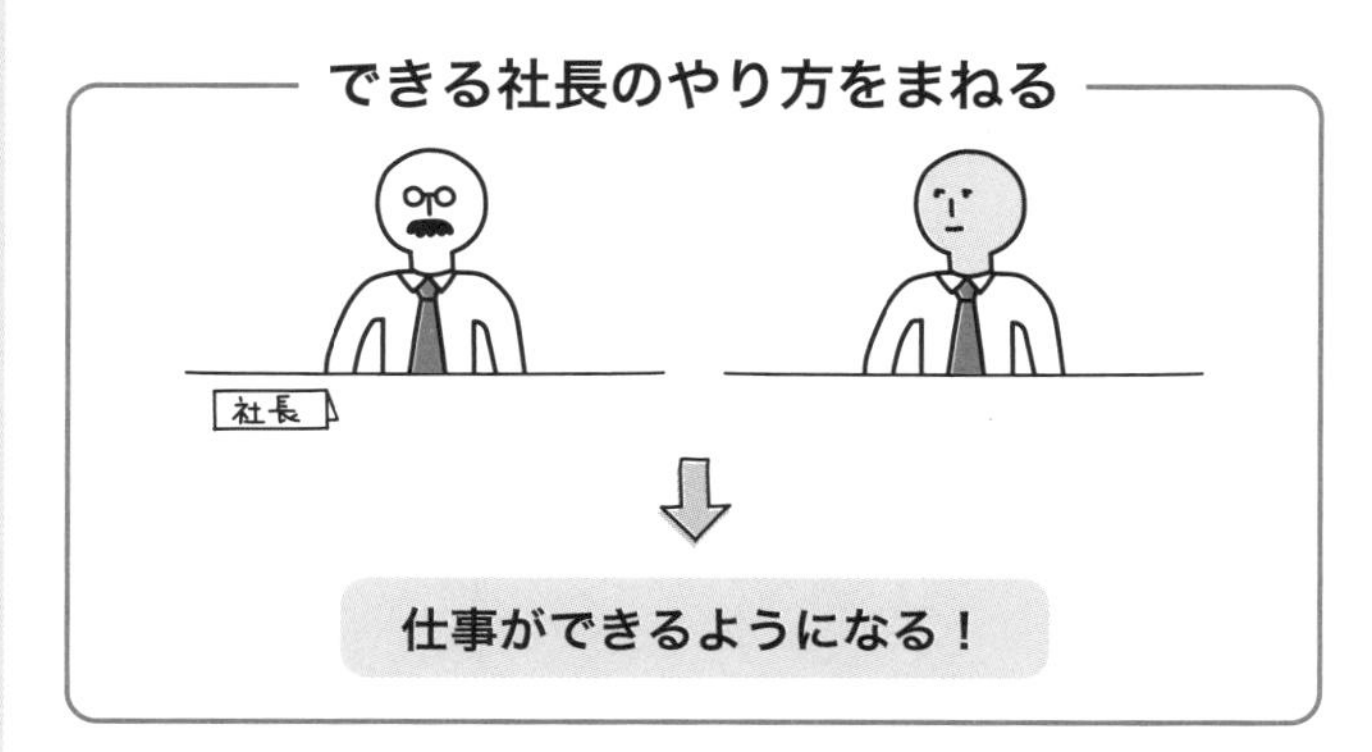

**自己流にこだわらずにまねをしよう**

習慣
14

# 第三者の目で不安を見る

第三者的な立場から自分を見ることを「メタ認知」といいます。これは自分自身を上から見てみるような認知のことです。

不安についても、メタ認知が非常に重要です。

メタ認知を働かせるためには、たとえば過去に自分が不安に基づいて失敗したときの経験を参照することが有効です。他にも、不安に思っていることがどのくらいの確率で起きるか、失敗したらどうなるのかなどを考えてみましょう。

過去の失敗経験を参照すると、落ち着いて行動できる。

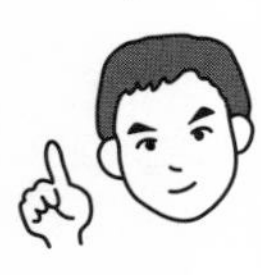

## 第三者の視点で自分を見よう

### 不安な自分を上から見る

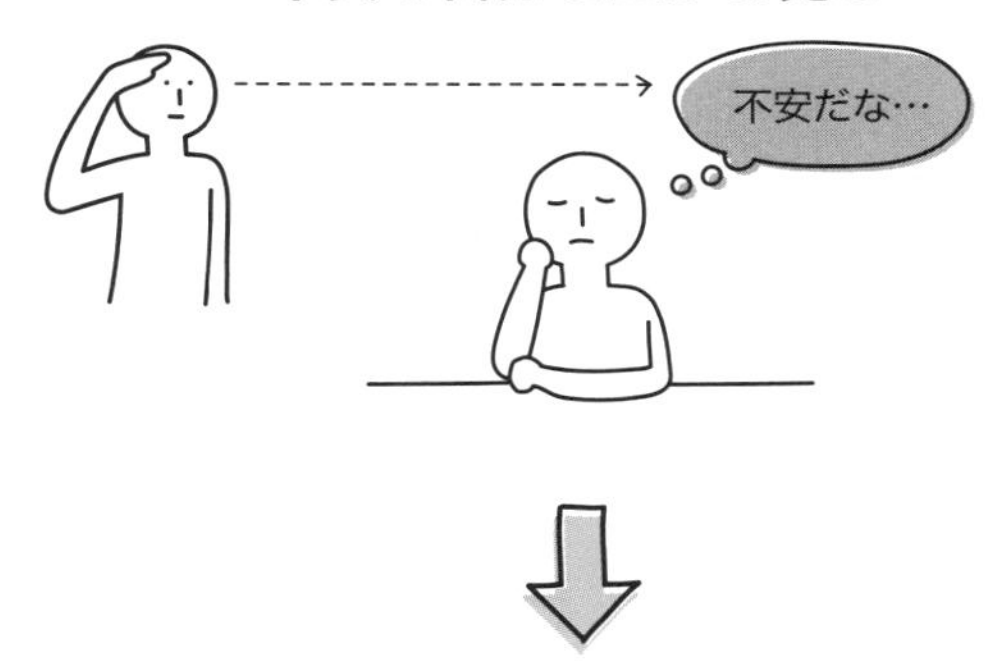

### 過去の失敗経験を参照したり、不安が起きる確率を考えることができる

### 落ち着いて行動できる

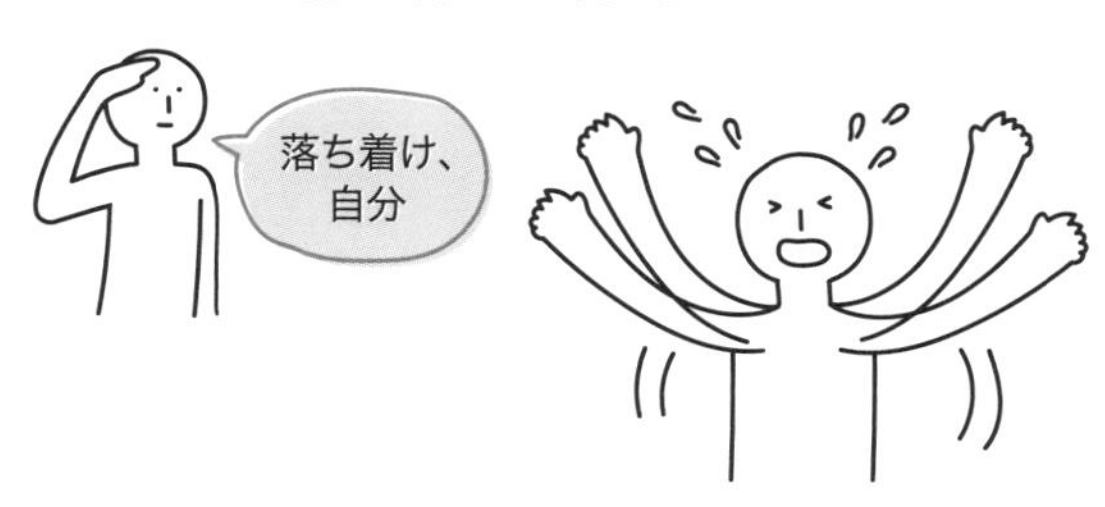


**自分を上から見ると冷静に判断できる**

習慣

15

# 不安がなくなったら何をするか考えてみる

あがり症に悩んでいる人だったら、あがってしまうことばかり気にするのではなく、「あがらなくなったらどうするか」を考えてみます。

どんなふうに人と接するのか、どんなふうに人に好かれようとするのかを考えているうちに、「あがる」という悩みから距離を取ることができるようになります。「ちょっといい洋服を着たら、好印象を与えられるかもしれない」など、行動に一歩を踏み出せるようになるのです。

不安がなくなったことを考えると、
不安から距離を取れます。

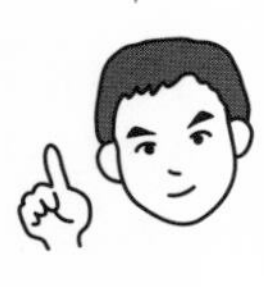

## 不安と距離を取って考えよう

人前であがってしまう

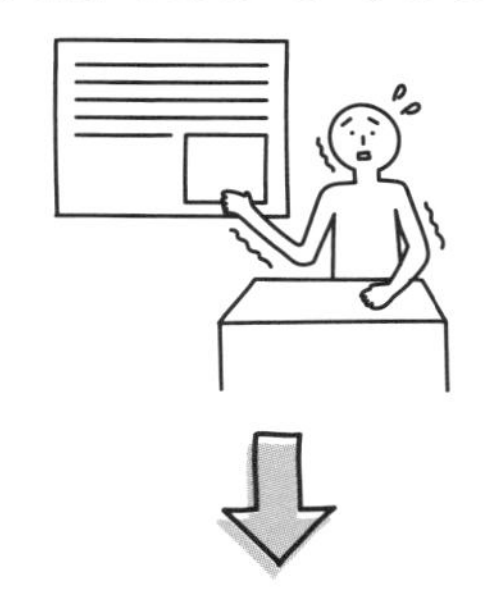

「あがらなくなったらどうするか」を考える

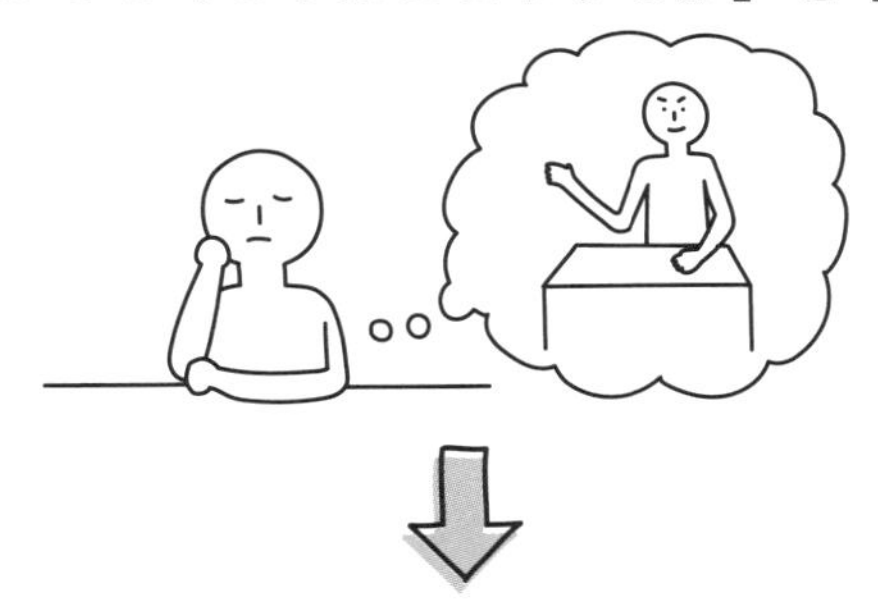

「あがる」悩みから離れることができる

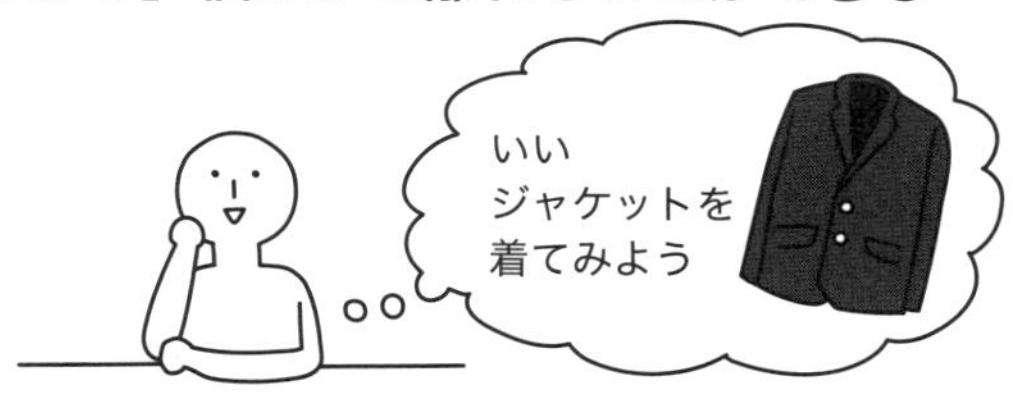


**不安がなくなると考えると一歩を踏み出せる**

習慣
16

# 自分について他人に聞いてみる

人をほめて喜ばせたりするのが苦手な人は、それが自分の欠点だと思っています。けれども、周囲の人に言わせれば「あなたはウソを言わない正直なところが素敵だ」となる可能性もあります。

自分のことは意外に把握しにくいもの。そこで、友人や知人に思い切って聞いてみましょう。長所や魅力と言われたことについては、積極的に伸ばしていくことが肝心です。

他人から言われた長所は積極的に伸ばしましょう。

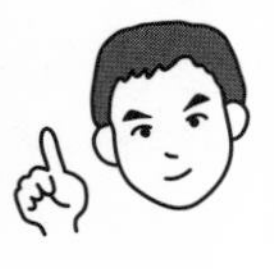

## 自分のことを質問してみよう

### 自己認識：人を喜ばせるのが苦手

僕って
どう見える？
ウソを言わない
正直なところが
素敵

### 自己認識：一歩踏み出せない

私の長所って
なんですか？
いつも慎重に
確実に行動できる
ところです

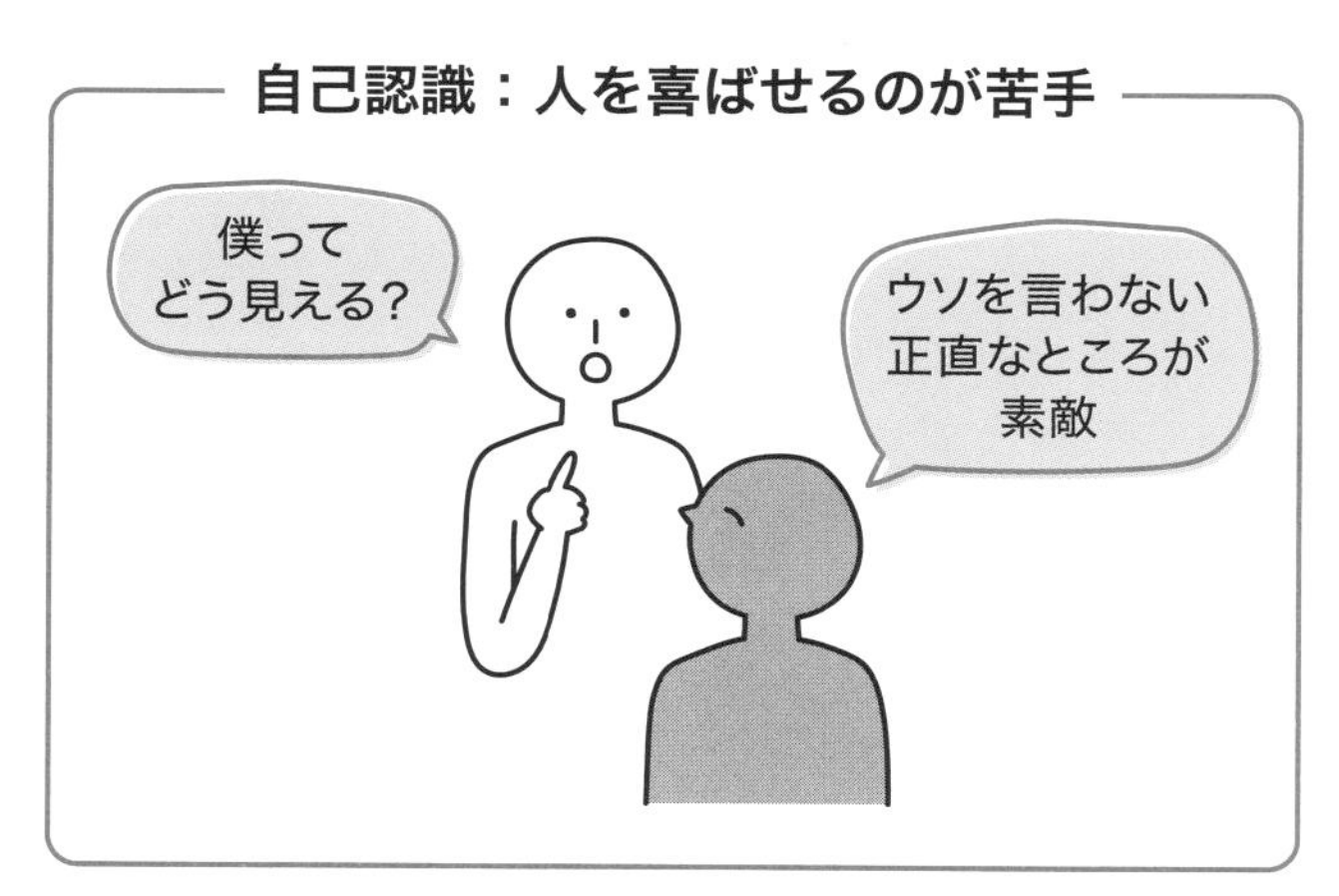

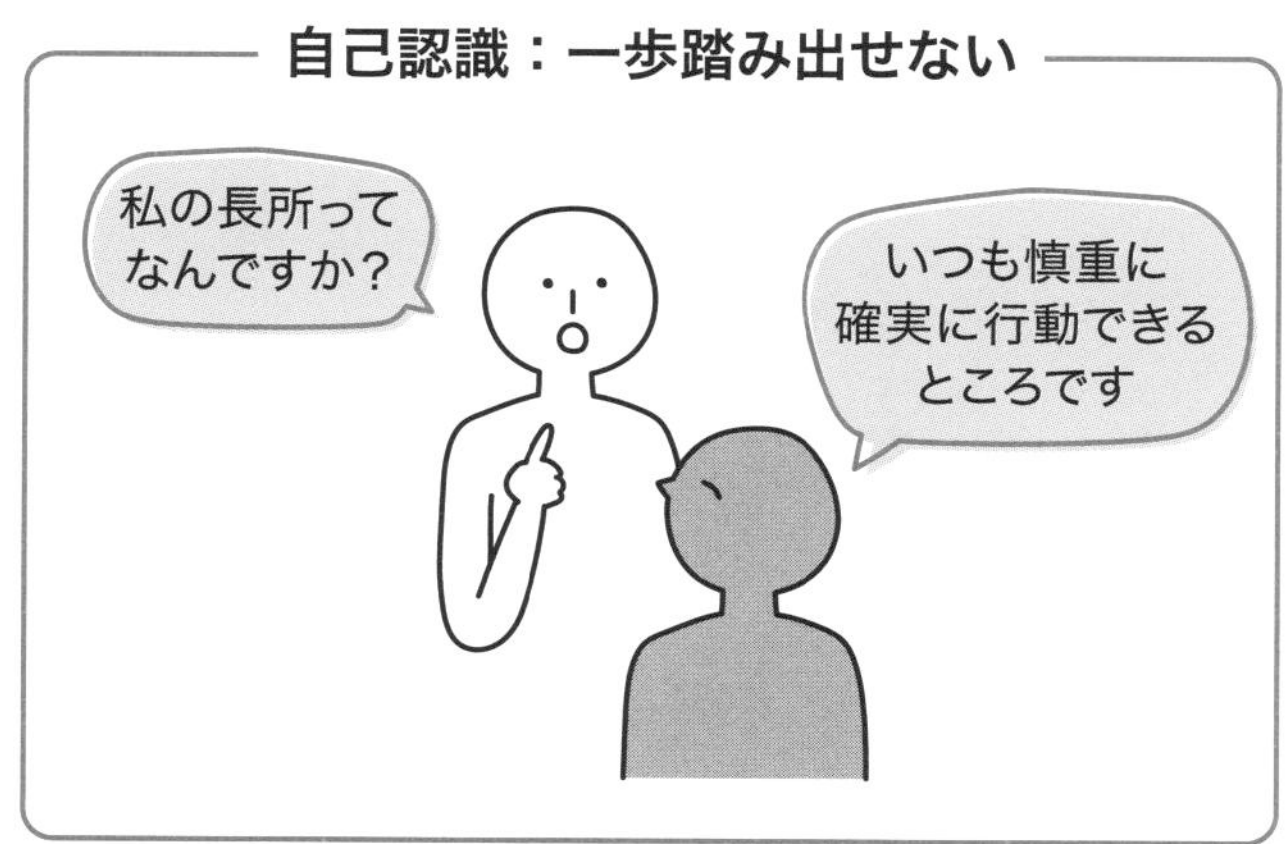

**自分のことを質問すると
意外な長所が見つかることも**

## おわりに～不安をエネルギーに変える生き方を選ぶ～

アメリカ・ミシガン大学の研究チームが調査したところによると、人が不安に思っている心配事のうち、80％は実際には起こらないといいます。つまり、不安の80％は取り越し苦労ということです。

実際に起こる不安は20％だけ。その中でも、16％は準備さえしていれば対応可能なものです。つまり、本当に心配すべきは残された4％に過ぎないというわけです。

これは私自身の人生を振り返った肌感覚でも、精神科医としてたくさんの患者さんを診断してきた経験からも、そうまちがっていないと思います。

不安に思うことは、実際にはほとんど起こらない。ですから「案ずるより産むが易し」の経験をたくさん積んで、それを実感することがとても大切です。

たとえば、あなたが仕事とは無関係な雑用を次々押しつけてくる上司に困っていたとしましょう。本当は断りたいけど、断ったら何を言われるかわからないし、職場に居づらくなるかもしれない……。考えれば考えるほど不安はつのります。

けれども、何かの拍子であなたが上司の言いつけを断ったとしたら。案外、何事も起こらない可能性は高いのです。上司は別の部下に雑用を押しつけるかもしれないし、自分で雑用に取り組むかもしれません。現実なんて、そんなものです。

よくない出来事を想像して、ただただ不安がっている人には「やってみてから考えればいいのでは？」と強くお伝えしたいです。

何かをやって失敗したり、トラブルに見舞われたりしたくないのは誰もが同じですが、失敗やトラブルとまったく無縁な人などいません。そして、何か不都合なことが起きたとしても、それで人生が終わってしまうほどのことはほとんど起きません。

また、森田療法には「変えられることを変え、変えられないことに関してはあきらめる」という基本的な考え方があります。

人間の不安は、変えられないことを変えようとすることでエスカレートする傾向がありま す。だったら「変えられること」にフォーカスして行動したほうがいいに決まっています。

たとえば、顔が赤くなることに不安を感じている人は、顔が赤くなるのを治そうと努力するよりも、人に好かれるために笑顔をつくったり、会話のスキルを高めたりするほうが得策です。

コロナ不安に関しても、コロナ感染をすぐにゼロにできない以上、心身の健康を高めるためにできることに取り組んでいくしかありません。

本書では、不安の裏側には「生の欲望」があると書きました。不安というのはきわめて人間的な感情です。もっとよく生きたいと上昇志向を持つからこそ、私たちは不安を抱えるわけです。

ここで「生の欲望」を実現するために努力する道を選ぶか、逃げる道を選ぶか。それは、あなた自身の判断にかかっています。

森田は、人間は感情をコントロールして不安をなくすことはできないと言いましたが、行動はコントロールできるとしています。**行動は自分の意志で選ぶことができる**のです。

ですから、あなたの心の内にある「生の欲望」を知ることに努めましょう。そして、不安に振り回されるのではなく、「生の欲望」を実現するために、どんな行動を取ればよいかを考えましょう。

私は、今回のコロナ騒動により、人と話さなくなったり、引きこもって日光に当たらない生活をすることで、コロナうつになる人が増えることを心配しています。実際、２０２０年10月には、去年よりも一ケ月あたりの自殺者が６００人以上増えました。

私だけでなく、今は世の中の多くの人が日々不安を感じながら生活を送っていることでしょう。しかし、そんな中でも**前に進むための方法は必ずあります**。

少しずつでもよいので、できることから一緒に行動していきましょう。

あなたが「生の欲望」を建設的に活かして、素晴らしい人生をおくることを心から願っています。

和田秀樹

# 不安に負けない気持ちの整理術(ハンディ版)

発行日　2020年12月20日　第1刷

Author　和田秀樹

Book Designer　[装丁]小口翔平　須貝美咲(tobufune)
[本文・DTP・イラスト]伊延あづさ　佐藤純(アスラン編集スタジオ)
[マンガ]吉村堂

Publication　株式会社ディスカヴァー・トゥエンティワン
〒102-0093　東京都千代田区平河町2-16-1 平河町森タワー11F
TEL　03-3237-8321(代表) 03-3237-8345(営業)
FAX　03-3237-8323
https://d21.co.jp/

Publisher　谷口奈緒美
Editor　原典宏
編集協力:渡辺稔大　青木啓輔(アスラン編集スタジオ)

Publishing Company　蛯原昇　梅本翔太　千葉正幸　原典宏　古矢薫　佐藤昌幸　青木翔平
大竹朝子　小木曽礼丈　小山怜那　川島理　川本寛子　越野志絵良
佐竹祐哉　佐藤淳基　志摩麻衣　竹内大貴　滝口景太郎　直林実咲
野村美空　橋本莉奈　廣内悠理　三角真穂　宮田有利子　渡辺基志
井澤徳子　藤井かおり　藤井多穂子　町田加奈子

Digital Commerce Company　谷口奈緒美　飯田智樹　大山聡子　安永智洋　岡本典子　早水真吾
三輪真也　磯部隆　伊東佑真　王廳　倉田華　榊原僚　佐々木玲奈
佐藤サラ圭　庄司知世　杉田彰子　高橋雛乃　辰巳佳衣　谷中卓
中島俊平　野﨑竜海　野中保奈美　林拓馬　林秀樹　三谷祐一
元木優子　安永姫菜　小石亜季　中澤泰宏　石橋佐知子

Business Solution Company　蛯原昇　志摩晃司　藤田浩芳　野村美紀　南健一

Business Platform Group　大星多聞　小関勝則　堀部直人　小田木もも　斎藤悠人　山中麻吏
福田章平　伊藤香　葛目美枝子　鈴木洋子　畑野衣見

Corporate Design Group　岡村浩明　井筒浩　井上竜之介　奥田千晶　田中亜紀　福永友紀
山田諭志　池田望　石光まゆ子　齋藤朋子　丸山香織　宮崎陽子
青木涼馬　大竹美和　大塚南奈　越智佳奈子　副島杏南　田山礼真
津野主揮　中西花　西方裕人　羽地夕夏　平池輝　星明里　松ノ下直輝
八木眸

Proofreader　文字工房燦光
Printing　大日本印刷株式会社



ISBN978-4-7993-2701-2

Discover

人と組織の可能性を拓く
ディスカヴァー・トゥエンティワンからのご案内

## 本書のご感想をいただいた方に
## うれしい特典をお届けします！

特典内容の確認・ご応募はこちらから

https://d21.co.jp/news/event/book-voice/

最後までお読みいただき、ありがとうございます。
本書を通して、何か発見はありましたか？
ぜひ、感想をお聞かせください。

いただいた感想は、著者と編集者が拝読します。

また、ご感想をくださった方には、お得な特典をお届けします。